K(

((

Maja Volk

KOTLIĆI SU U PAKLU
(u raju nema kuvanja)

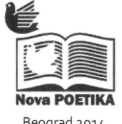

Nova POETIKA

Beograd 2014.

KO JE MAJA VOLK?

Žena! Majka! Umetnik!
Žena pre svega! Žena koja stvara! Žena koja se bori!
Žena koja se ne zaboravlja!

Svako ko je jednom sreo Maju zna o čemu govorim. Nisam lično upoznala Maju Volk ali sam upoznala Maju koju još niko nije upoznao, sretna sam što sam imala čast upoznati borca, umetnicu, majku, ženu, divu... Upoznala sam jedno novo bogatstvo ukusa kušajući Majine specijalitete.

Neko bi rekao šta sve nema u blenderu, kakav sokovnik može da podnese cveklu i bananu, špinat i pomorandžu, beli luk i jabuku, a onaj ko izmiksa nektare po receptu zaista će uživati u bogatstvu okusa i poželeti postati Vegan (zdrav), poželeće buditi se bez podočnjaka i bez težine u želucu, poželeće s osmehom obavljati sve zadatke koji ga čekaju od svitanja do sumraka, i neće imati potrebu pojesti „Dve ili tri žabe" (Po Brajanu Trejsiju), nego Jednu ili dve, jer sasvim sigurno se može reći „Pojedi tu žabu", svako jutro uz kafu i cigarete, to bi bila ona prva i najteža žaba za početak dana, a s Majinim receptima „Zdravlja" sasvim sigurno nećete morati pojesti najtežu i najveću žabu za taj dan.

Napisano je mnogo knjiga o zdravlju, napisano je mnogo recepata za pripremu zdrave hrane, ali ono što odvaja Majine recepte od svih dostupnih nam recepata zdrave hrane jeste, raznolikost i dostupnost namirnica, jer nije isto kad ispod popisa potrebnih namirnica izračunate 20 evra i 5 evra, Maja Volk živi na našem podneblju i u svojim receptima koristi isključivo domaće proizvode dostupne svima u svako doba.

Ja sam probala i uživala u bogatstvu okusa probajte i vi i uživajte!

22.11.2011.
Zvjezdana Podraščić

4

BONOBO KULTURA
Na samom početku...

Pan paniscus, poznatiji kao pigmejski šimpanza, otkriven je 1920. godine, ali su ga tek sredinom sedamdesetih godina prošlog veka, naučnici izdvojili u sasvim posebnu vrstu majmuna primata. Naziv pigmejski šimpanza ne znači da su ovo majušni primati, i manji rođaci šimpanze, nego da su miljenici pigmejskog naroda, koji deli isto stanište sa ovim izuzetnim bićima. U svetu su poznati kao Bonobo, koji, omeđeni rekom Kongo, žive izolovani u samo jednoj zemlji na svetu, u republici Kongo. Ima ih još svega 50000 na Zemlji i preti im izumiranje. Kada bi pokupili sve bonobo majmune i stavili kao publiku na Marakani, jedva bi napunili stadion...

Bantu plemena u bazenu Konga, vekovima koriste meso bonoboa za ishranu ali i za svoje rituale. Tek u poslednjih dve decenije, svetske organizacije su osnovale dva rezervata bonobo primata u njihovom prirodnom staništu, ali oba rezervata zavise od privatnih donacija. Za sumu od 20 dolara mesečno, možete usvojiti jedno bonobo siroče i spasti ga. Iako liče na šimpanze, ovi primati su zapravo identični našem pretku Australopitekusu, i njihovo ime, Bonobo, na jednom od iščezlih bantu jezika znači: predak. Upravo u okolini reke Kongo, nađen je i kostur našeg zajedničkog pretka od pre 3 i po miliona godina, koju su naučnici nazvali Lusi (po tada čuvenoj pesmi Bitlsa), a koja podseća i na nas i na bonobo primate. I Lusi i bonobo hodaju na dve noge, uspravniji su od šimpanze, umeju da prave kameno oruđe i služe se drvetom i kamenom kao oruđem, ženke imaju izražene grudi kao žene, lica su im tamna, imaju ružičaste usne, manje izražene veđe od šimpanze, i na glavi imaju gustu kosu koja se deli na razdeljak... Bonobo I mi delimo 98% istih gena, inteligencija bonobo majmuna u mnogome prevazilazi šimpanze, u stanju su da nauče i da se sporazumevaju leksigramima od nekoliko stotina reči, da sastavljaju rečenice, misle, sećaju se, ali ono što je najdirljivije kod njih je to što je to zajednica ljubavi, spokoja, harmonije, društvo u kome nema dominantnih mužjaka, ratova, sukoba, borbi. Sve sukobe i tenzije, bonobo rešavaju seksom, u svim mogućim pozama, kombinacijama, pa ih često zovu društvom "vodi ljubav a ne rat". Bonobo vode ljubav licem u lice, ljube se, grle, drže se za ruke i to je jedan od razloga što ih srećom (srećom po njih), nema u zoološkim vrtovima – njihova seksualna aktivnost bi bila suviše šokantna za ljudske mladunce! Ali njihova seksualna aktivnost nije samo partnerska niti namenjena produženju vrste – oni seks koriste kao pozdrav, način zbližavanja sa drugima, praktikuju ga i radi čistog zadovoljstva ali i kao oslobađanje od stresa i napetosti, ili pak kao gest pomirenja. Njihov seks uključuje i poljupce jezikom, kao i oralni seks, grupni, ženke sa ženkama, mužjaci sa mužjacima, hetero, mladi sa starima, varijacije su nebrojene... Sloboda je potpuna, osim što majke nikada ne vode ljubav sa odraslim sinovima. Bonobo po ceo dan provode negujući se, odmarajući, igrajući se, meditirajući, vodeći ljubav, očevi i majke zajedno podižu decu, a nije nevažno ni to što srž njihovog harmoničnog života čine alfa ženke. Ženke su povezane, one odlaze od kuće u pubertetu, tražeći nove zajednice, ali muškarci ostaju uz decu i porodice. Mamini sinovi su privilegovani. Majke nikada ne grde svoju decu, čak i ako im mladunče otme hranu iz usta. Dugo je važilo shvatanje da su samo ljudi sposobni za empatiju i jedini koji umeju da dele hranu jedni sa drugima. Bonobo takođe nesebično dele hranu, emotivni su, druželjubivi, oplakuju svoje mrtve, teraju muve okupljeni oko preminulog člana zajednice, čak i ako je to došljak koji nije ni u kakvom krvnom srodstvu sa njima, odaju mu počast... U pitanju je matrijarhat sa punom demokratijom. Društveni su, druželjubivi i očigledno umeju i žele da uživaju. Zatećićete u prirodnom staništu bonoba kako leži na travi, gleda u nebo, žvaće neku travku ili kako na obali reke, pljuska nogama po vodi, ili kako se pažljivo neguje, trlja, umiva u reci.... bonobo će uzeti i mango i kotrljati ga nežno preko svojih genitalija ili će zagrljeni, licem u lice dugo sedeti i ljubiti se. Njihove glasovne sposobnosti, kao i glas koji je mnogo viši od onog u šimpanze, ukazuju na jasnu komunikaciju. Bonobo glasovima izražavaju emocije, od radosti, oduševljenja do brige i žalosti. Dodaću još nešto, bonobo su isključivo frutarijanci, dakle, voćojedci i jako retko, samo kad su ugroženi, jedu meso manjih životinja, kao što su veverice na primer. Šimpanze su daleko agresivnije, imaju dominantne mužjake, vode ratove, ubijaju se međusobno i – jedu meso...

Amerikanci su se dočepali nekoliko bonobo majmuna i smestili ih u specijalni centar za izučavanje jezika u državi Ajova, gde i danas živi najinteligentniji majmun na svetu, bonobo mužjak Kanzi, koji razume rečenice, vodi računa o bebi, sinu Teku, menja mu pelene, podučava ga, prevodi jezik ljudi svojoj polu sestri i tolika je zvezda da je čak i Opra Vinfri poslala koleginicu da obavi intervju sa Kanzijem (koji se naravno uzbudio seksualno i na novinarku i na snimatelja). Sve bi to bilo divno i krasno kada ne bi postojao brljivi faktor ljudske manipulacije i greške. Kanzija i njegovu porodicu Amerikanci hrane pored voća i svojim uobičajenim đubretom – picama, rezancima, viršlama...daju mu čak da žvaće žvake i da gleda televiziju, a već je navučen na šećere i slatkiše. Kanzi sada ima 30 godina i ugojen je kao prosečni Amerikanac, a pre nekoliko meseci, bonobo su počeli da umiru od bolesti - Kanzijeva čuvena sestra Panbaniša, umrla je od upale pluća, a za sina Teka se sumnja da je autističan... Autizam ne postoji u prirodi. To pretvaranje bonoba u čoveka putem termički obrađene hrane je nasilje nad njegovom prirodom a posledice su slabljenje imuniteta i oboljevanje od ljudskih bolesti.

Mnogo me je rastužila I dirnula sudbina naših rođaka Bonoboa, za koje mnogi naučnici traže da se preimenuju kao vrsta od Pan paniscusa u Homo paniscusa. Zar je moguće da ne vidimo vezu između mira, spokoja, harmonije, empatije i voća kojim se bonobo hrane kao i ljudske agresije, nasilja, sadizma, sa mesom koji jedemo? Zar ne vidimo da su zagrljaji, poljupci, bliskost, tolerancija, ljubav, meditacija – put ka srećnom društvu, kakvo je društvo bonoboa? U zarobljeništvu, u par zooloških vrtova gde ih ima, bonobo menjaju karakter, počinju da se ujedaju međusobno, postaju agresivni, otuđeni. Očigledno pate i tuguju. Tu su pred nama, nestaju pred našim očima, svedoci istinske ljudske prirode koju smo za par miliona godina uspeli sasvim da iskvarimo i što je najtužnije, zaboravimo. Mogu samo da vam kažem u ime bonobo predaka, jedite voće i volite se i živite u toleranciji, ljubavi, okruženi prirodom... jer, to smo mi, nasilno proterani iz raja. Zato se ova knjiga zove **"U raju nema kuvanja, kotlići su u paklu...."**

TRAJNO ZDRAVI I RADOSNI
(lično iskustvo sa živom hranom)

Ceo život sam kuburila sa dijetama, kalorijama, gojila se, mršavila, bivala bolesna, i nikako nisam povezivala u glavi svoj život, ono što mi se dešava i ono što jedem. Znam da sam mrzela povrće od malena, da su me terali da jedem kuvano i "kašikom", a da sam ja postala mesožder, čija je omiljena hrana bila: pečenje, krompirići, gibanica, krvava džigerica i rezanci sa sirom. Jedino što me je nekako spašavalo, a da to nisam ni znala, je bilo moje obožavanje voća...

U gradovima gde sam živela i studirala ili bila samo avanturista, nisam imala novca za restorane niti sam volela da kuvam, pa sam živela na voću. To što se tamo dobro osećam, imam energiju i nisam bolesna, pripisivala sam lepotama Pariza, Sidneja i Stokholma, ni ne pomišljajući da se zahvalim na svome zdravlju upravo tom jeftinom voću...

Uostalom, tada niko nije govorio o zdravoj hrani a vegetarijanci su bili kao sekta, isto kao i fanatični makrobiotičari istina, u Australiji sam dve godine bila zdrava, ten mi je bio savršen, kosa živa i gusta, moja creva, ojađena operacijama u detinjstvu i naviknuta na laksative, odjednom su sama radila, a ja sam sve to pripisivala blagodetima mora i klime. Dvadeset godina kasnije, moje telo, iznureno i iscrpljeno, loše decenijama hranjeno odlučilo je da prekrati sebi muke i da umre. Građanski rat u mojim ćelijama je počeo i ja sam obolela od raka. Prošla sam kroz agresivne i barbarske metode medicine, i kad su završili samnom, bila sam invalid – bez pljuvačnih žlezda, bez epiglotisa, iščupanog grkljana, trajno opale kose od gubitka težine i stresa, mrtve kože, sa imunitetom na nuli, starica kojoj su ispadali zubi od radijacije i hemoterapije, i čija krvna slika ničim nije mogla da se popravi. Krenula sam kao i svi, sa idejom, jaka hrana će me osnažiti, udarila sam po mesištu, kajmaku, siru, slanini i džigerici, i napravila još gori haos. Pojavio se ničim izazvan holesterol, a krvna zrnca se uvećavala u milimetrima...

Onda, slomljena depresijom, ne na ivici, već u sred nervnog sloma, obratim se čoveku koga znam deset godina i koji je trajno zdrav, i sve mlađi i vitalniji svake godine, za koga sam znala da se čudno hrani, ali nisam se nešto unosila u to, sa molbom da mi otkrije svoja znanja.

Tog dana je počeo moj preobražaj, putovanje u sasvim novi svet, svet trajnog zdravlja, svet budućnosti, svet koji je oduvek bio na dohvat ruke, svet prirode, istine, prave životne radosti i ljubavi prema sebi. Nisam ni sanjala da ću promenom ishrane promeniti ceo svoj svet, od razmišljanja do vrednosnih sudova, od ponašanja do karaktera.

Bitno je da znate da ishrana živom hranom nije još jedna od mogućih dijeta koje će vam ili neće trenutno pomoći. To je opredeljenje za zdravlje i život, nasuprot bolesti, starenju i smrti. To je sloboda, nasuprot pravilima, konvencijama, šablonima i šemama. To je ljubav, nasuprot samodesktrukciji. A toliko jednostavno!

Rečenica "U raju nema kuvanja, kotlići su u paklu" kako mi je učitelj Gruja na samom početku rekao, je bila kao pesma iz samog raja, kao odgovor na moj dugogodišnji unutarnji otpor kuvanju. A odsustvo recepata, i sloboda istraživanja i osluškivanja sebe... no, da idemo redom.

Prvo, postoje samo dve vrste hrane: mrtva i živa, kuvana i presna. Živa hrana je „živa", zato što kad stavite kuvanu šargarepu u zemlju, ništa ne nikne, a kad stavite presnu, nešto nikne. Na ćelijskom nivou, jedući sirovu hranu, unosite žive biljne ćelije, sa enzimima (vitaminima) koji nestaju i pri blagoj termičkoj obradi, a oni su nosioci sveg blaga, i kad njih nema, telo troši svoje metaboličke enzime, kojih ima ograničeno, te, kad ih potroši, umre. Prosto rečeno, jedući živu hranu, produžavate život.

Dalje, mi smo jedini oblik života na zemlji koji termički obrađuje svoju hranu, i jedini toliko bolesni. Šećernu bolest smo dobili kad smo sa meda prešli na prerađeni šećer. Danas gotovo sva hrana u sebi sadrži šećer koji ne samo da je štetan, već izaziva zavisnost (otuda deca ne mogu da žive bez kečapa).

Mi smo jedini sisari koji kad prestanu da sisaju majčino mleko, pređu na kravlju sisu i to za ceo život! Životinje nemaju osteoporozu niti problem sa kalcijumom, jer kalcijuma ima svuda. Te bolesti izaziva kravlje mleko, pravljeno za tele, koje ima i rogove i kopita i treba da naraste sa 40 na 200 kilograma za godinu dana... u njemu ima kazeina, materije od koje se pravi tutkalo i lepak... treba li dalje da pričam? Mlečna industrija, moćna kao i ostale prehrambene industrije od malena nas uči da je kravica dobra...

Oko 90 posto toksina koje unosimo u sebe, dolazi od mesa (od zemljišta, stočne hrane do antibiotika, veštačkih boja itd) a samo 10 posto od prskanog voća i povrća. Ali, dobrobit živih ćelija jača imuni sistem toliko da se on bez problema bori sa tih 10 posto toksina. Još nešto čovek nikada nije razrešio pitanje gladi.

I danas, polovina čovečanstva jedva preživljava, a biljne hrane ima dovoljno za 20 milijardi ljudi, mesa nema, sad pomislite na milijardu goveda, koja u svojim crevima stvaraju opasan gas metan, koji ide direktno u atmosferu i uništava ozonski omotač, pa ćete shvatiti šta znači istina, da kada bi ljudi prešli na biljnu hranu, spasili bi ne samo sebe, nego i celu planetu...

Neki dan sam pročitala u novinama vest da naša država u agraru prioritet u budućnosti daje stočarstvu, naježila sam se. To je tempirana bomba samouništenja, na koju niko nije odreagovao. A i zašto bi? Pa mi prve slikovnice sa slikama krave, ovce, kokoške i patke dajemo deci, navikavamo ih da su nam najveći prijatelji upravo životinje koje jedemo, a istina je stravična. Nas ima sedam milijardi na ovom svetu, a proizvodimo 4 milijarde životinja za prehranu ljudi, što je totalno uzdrmalo balans planete, ono što nam se dešava, zapravo je osveta životinja iz groba...

Evo nekoliko stravičnih podataka, o kojima treba da razmislite pre no što krenete svom omiljenom, nasmejanom mesaru:

Amerika, kao veliki proizvođač mesa, preko polovine pijaće vode troši na uzgoj životinja i stoke. Stoka pije mnogo više vode nego mi.

Stoka mnogo više jede nego mi, danas svet gaji više biljne hrane za hranu životinja, nego ljudi. Polovina čovečanstva zbog toga gladuje. Biljne hrane ima u izobilju za 20 milijardi ljudi, ali stoka pojede sve. Nekada je osnova ljudske ishrane u Južnoj Americi bio kukuruz. Doneli smo ga u Evropu kao egzotičnu biljku, rajsku biljku, visoko hranljivu, da bi se ona danas gajila najviše kao stočna hrana, 87 posto kukuruza u Južnoj Americi završi u kravljim burazima. A sad da vidimo kakva je to ekonomija i gde je i čija računica da toliko ulaže u skupu proizvodnju nečega što se posle jeftino prodaje, uz neizbežne subvencije države? Ko ima koristi od toga da nas kljuka mesom?

Najveći i najmasovniji ubica čovečanstva nisu ni ratovi, ni prirodne katastrofe ni saobraćajne nesreće. Sve to zajedno ne može da priđe efikasnosti najvećeg ubice koji se zove holesterol. A nijedna biljka ne izaziva holesterol. Holesterol izaziva jedenje mlečnih proizvoda i mesa. Začepljenje arterija, moždani udari, infarkti, Alchajmerova bolest, senilnost, bolesti jetre, želuca, creva, samo su neke sa poduže liste posledica konzumiranja mesa. Da dodam još malo cifara u igru. Životinjama treba velika količina vode. Recimo, za proizvodnju jednog kilograma govedine, potrosi se 45000 litara vode. Za kilogram krompira, potrebno je samo 227 litara. Poređenja radi, čovek koristi oko 400 litara vode dnevno za kućne potrebe. Kada bi se u cenu mesa uračunala i cena vode, jedan hamburger bi realno koštao 20 eura. I kako se onda postiže ta magična cena u McDonaldsu, na primer? Čoveka u budućnosti vreba još jedna ekološka katastrofa, možda najteža od svih nestašica pijaće vode. Odricanjem od mesa, uštedeli bi milione litara, o tome razmišljajte u ove topple letnje dane...

Sada dolazimo do onog manje mirisnog dela. Šta, kuda i kako sa izmetom tolikih životinja? Možda će vam ovo zvučati drastično, ekstremno, neverovatno, ali citiraću vam reči vodećeg inspektora za hranu u SAD-u, koji je izjavio, pod punom moralnom odgovornošću: "RANIJE SMO SKIDALI GOVNA ZA MESA, PA SMO PRALI GOVNA SA MESA, SAD JEDEMO GOVNA U MESU".

Ne, nemojte da bacate ovu knjigu, čitajte dalje, molim vas. Stoka proizvodi 130 puta više otpada nego ljudi. Izmet stoke zagađuje našu pijaću vodu, ili bolje rečeno, POLOVINU REZERVI PIJAĆE VODE Sveta! Odakle stižu u hranu bakterije, ešerihije, streptokoke, salmonele? Iz creva, odnosno izmeta životinja koje jedemo.

U decembru prošle godine, ešerihija iz mesa je u SAD-u izazvala masovno otkazivanje bubrega. Vest je prošla nezapaženo, činjenica je da su naši WC-ovi čistiji od mesa koje jedemo. Sada će, znam, da skoče revoltirano svi naši vredni stočari tvrdeći da to nije tako kod nas, možda još nije, ali je to neminovno kod masovne proizvodnje mesa, a tome težimo, zar ne? Vlada kaže da su stočari prioritet, setite se, mi težimo tome, mi se divimo tome, mi učimo od velikih kako se to radi, u svetu više nije pitanje da li ima izmeta u mesu, nego kako sa tim izaći na kraj, pa se zato preporučuje radijacija!

Idemo dalje, da li ste znali da stoka danas pojede više ribe nego ljudi? Riblje brašno se daje pilićima (da li je prirodno da biljojedi jedu meso)? POLOVINA SVETSKOG ULOVA RIBE IDE NA HRANJENJE STOKE! Kad odmeravate kilo fine govedine za ručak, pomislite na našu kolevku života, more i okeane, koji više ne mogu da izdrže niti da obnove svoju floru ni faunu, posle ubilačkog izlovljavanja ribe, OČUVAĆEMO MORA I OKEANE AKO NE JEDEMO STOKU. Volela bih da ovo piše po učionicama, i da ovome podučavamo našu decu, a ne da ih kljukamo sarmama. (U kojoj, osim izmučenog kupusa i pirinča, nema ničeg hranljivog). Stočari moraju da čuvaju svoje blago i zato smo vukove skoro istrebili, kao i mnogo drugih životinja...

U svetu, ljudska ishrana životinjama troši trećinu sirovina i fosilnih goriva i polovinu pijaće vode, truje hranu, uništava zemljište, šume, divlje zivotinje. Posledice: u Americi 90 posto pilića ima rak i to meso stiže na tanjire. Ni kod nas nisu ni malo nežni prema životinjama. Setite se onog davno snimljenog dokumentarca „MALJ", gde je prikazano kako živi pilići završavaju pod udarcima malja, zajedno sa ljuskam, 280 miliona pilića završi ovako brutalno ubijeno svake godine.

U Francuskoj je najveca poslastica (i najskuplja) oduvek bila guščija pašteta, danas se ona industrijski proizvodi od obolele jetre nakljukanih na silu gusaka i pataka, 80 posto krava u Americi ima leukemiju, a 50 posto sidu, bolest ludih krava je zapravio posledica hranjenja krava drugim kravama. Od kad su izmišljene one moćne mašine koje melju sve, do kostiju, viršle više nisu viršle, a u mlevenje hrane za stoku, ulazi danas pileći izmet, iznutrice i mačke. I to u visoko razvijenim, industrijski jakim zemljama...

Oko 75 posto svih zaraznih bolesti u proteklih 30 godina došle su od životinja, od side pa do ptičijeg gripa. 75 posto svetske proizvodnje antibiotika zato ide na životinje za ishranu. Vidite li sada spregu i sreću združenih farmaceutskih i prehrambrenih industrija? Kada bi ljudi bili zdravi, polovina čovečanstva bi izgubila posao, zato je najveći ubica ljudi na planeti od kad je sveta i veka ljudski apetit za mesom...

Da zaključim, kad govorimo o ishrani, ljudi su nesmunjivo najgluplje životinje na planeti. A sad, kad sam vam, nadam se „ubila" želju za mesom, da vas malo nasmejem: Muž i žena koji su uvek jeli zdravo, umru u dubokoj starosti, kao stogodišnjaci, dođu u raj. Tamo ih čeka kuća, sve savršeno, restoran, i naravno sve besplatno, Sv Petar na ulazu, pred rajskim dverima, muž gleda đakonije na rajskom švedskom stolu i pita, gde je ovde zdrava hrana? Sveti Petar odgovara, „ovo je raj, ovde možeš da jedeš šta hoćeš i koliko hoćeš i ne možeš više ni da se razboliš, ni da se ugojiš ni da umreš", čovek pobesni, počne da baca sve oko sebe, okrene se ljutito ženi i kaže „Ti si za sve kriva, da nije bilo tvoje žive hrane, ja bih ovde bio još pre dvadeset godina".

I DA REZIMIRAMO BROJKAMA I SLOVIMA!

Ljudi koji se konvencionalno hrane i koriste u ishrani meso, često napadaju one koji se hrane biljnom hranom, sa čuvenim rečenicama tipa, "nama trebaju životinjski proteini". Ili, "samo u mesu ima vitamina B12 koji je ljudima neophodan"....

Evo malo kontra argumenata, istina, podaci su sa američkog tržišta hranom, ali s obzirom da se radi o najmoćnijoj zemlji proizvođaču mesa na svetu, vredi da se malo zamislimo nad ovom statistikom. Dakle, ako neko u razgovoru potegne ovo pitanje neophodnog jedenja mesa, recite mu sledeće:

PITANJE SVETSKE GLADI

Broj ljudi koji će umreti od gladi ove godine u svetu: 20 miliona;

Broj ljudi koji bi bio pristojno nahranjen ako bi samo Amerikanci smanjili potrošnju mesa za svega 10 procenata: 100 miliona;

Procenat kukuruza uzgojenog u SAD-u, koji je namenjen ljudskoj ishrani: 20%;

Procenat kukuruza uzgojenog u SAD-u za ishranu stoke: 80%;

Procenat ovsa proizvedenog za ljudsku ishranu u SAD-u: 5%;

Procenat ovsa proizvedenog za ishranu stoke: 95%;

Procenat belančevina koje se izgube u preradi stočne hrane: 90%;

Jedno dete umire od pothranjenosti u svetu, svake 2.3 sekunde;

Kilogrami krompira koji se mogu dobiti po hektaru: 40000kg;

Kilogrami govedine proizvedeni po hektaru: 250kg;

Procenat američkih farmi koje se bave stočarstvom: 56%;

Količina soje i žitarica potrebnih da bi se proizveo kilogram mesa : 8 kg.

EKOLOGIJA

Uzrok globalnom zagrevanju – efekat staklene bašte;
Osnovni uzrok efekta staklene bašte – gas ugljen dioksid koji se emituje iz naftnih goriva;
Količina goriva potreba na proizvodnju mesne ishrane nasuprot biljnoj ishrani – 3 puta veća;
Količina obradive zemlje u SADu uništene direktno uzgajanjem stoke – 85%;
Procenat od svih raskrčenih i uništenih šuma u SADu, raskrčenih za potrebe uzgajanja stočne hrane - 85%
Broj hektara raskrčenih šuma isključivo za potrebe stočarstva – 260 miliona;
Količina mesa koje se uvozi u SAD iz Centralne i Južne Amerike – 150 miliona kg;
Procenat pothranjene dece mlađe od 5 godina, u Južnoj Americi - 75%;
Količina prašume koju proždere proizvodnja 100 grama govedine – 5 kvadratnih metara;
Broj živih vrsta koje izumiru godišnje zbog krčenja prašume i pravljenja pašnjaka za stoku – 1000.

RAK

Povećan rizik od raka dojke kod žena koje jedu meso na dnevnoj bazi, u poređenju sa ženama koje jedu meso jednom nedeljno – 3.8 puta;
Povećan rizik od raka kod žena koje jedu jaja svakog dana u poređenju sa ženama koje jedu jaja jednom nedeljno – 2.8 puta;
Kod žena koje jedu puter i sir, 2-4 puta nedeljno – 3.25 puta;
Povećan rizik fatalnog raka jajnika kod žena koje jedu jaja više od 3 puta nedeljno u odnosu na one koje jedu ređe od jednom nedeljno – 3 puta;
Povećan rizik od raka prostate kod muškaraca koji jedu meso, sir, jaja i mleko dnevno, u odnosu na one koji uopšte to ne jedu – 3,6 puta.

HOLESTEROL

Broj medicinskih fakulteta u SADu – 125;
Broj fakulteta na kojima se nešto uči o ishrani – 30;
Obuka iz nutricionizma za prosečnog lekara opšte prakse tokom 4 godine studiranja – 2.5 sati;
Najčešći uzrok smrti u SADu – infarkt srca;
Koliko često neko umre od srčanog udara u Americi – 1 čovek svakih 45 sekundi;
Rizik prosečnog Amerikanca od smrti izazvane srčanim udarom – 50%;
Rizik prosečnog Amerikanca koji ne jede meso – 15%;
Rizik prosečnog Amerikanca koji ne jede meso, jaja, sir ni mlečne proizvode – 4%;

OKOLINA I PRIRODNI RESURSI

Polovina pijaće vode u SADu troši se na proizvodnju mesa;
Količina vode potrebna za proizvodnju jedne krave – dovoljna je da potopi ratnu krstaricu;
Količina vode potrebna za proizvodnju 1 kg žita – 50 litara;
Količina vode potrebna za proizvodnju 1 kg kalifornijske govedine – 9000 litara;
Ako bi svi ljhjdi na svetu jeli meso, za koliko godina bi se istrošile svetske zalihe nafte - 13!;
Ako bi svi ljudi prešli na biljnu hranu – 260;
Kalorije iz nafte potrošene da bi se dobila jedna kalorija belančevina iz mesa – 78;
Da bi se dobila 1 kalorija proteina iz soje - 2 kalorije;
Procenat svih ukupnih energetskih zaliha potrošenih u SADu za proizvodnju mesa – 33%;
Procenat svih ukupnih energetskih zaliha potrošenih u SADu za proizvodnju biljne hrane – 2%.

ANTIBIOTICI

Procenat antibiotika proizvedenih za proizvodnju mesa – 55%;
Procenat stafilokoka otpornih na antibiotike u 1960. – 13%;
Procenat stafilokoka otpornih na antibiotike u 1990 – 92%;
Odqovor Evropske ekonomske zajednice za rutinsko davanje
antibiotika stoci – ZABRANA;
Odgovor američke mesne i farmaceutske industrije na rutinsko
davanje antibiotika stoci – PUNA PODRŠKA.

PESTICIDI

Uobičajeno verovanje: američko ministarstvo poljoprivrede štiti
zdravlje ljudi zahvaljujući redovnoj inspekciji mesa
Realnost: samo jedna od 250000 zaklanih životinja je testirana
na otrovne hemikalije
Procenat testiranog majčinog mleka u SAD- gde je pronađen
otrov DDT u mleku: 99%!
Procenat testiranog majčinog mleka vegetarijanki gde je
pronađen otrov DDT : 8%
Zagađenost majčinog mleka dolazi od hlorisanih ugljo
vodoničnih otrova koji se nalaze u mesu i kod žena koje se hrane
životinjskim proizvodima, 35 puta je veća nego kod majki
vegetarijanki.
Količina otrova dieldrina, koje američka beba dobije preko
majčinog mleka je 9 puta veća količina od dozvoljene.

MORAL

Broj životinja zaklanih u SAD-u zbog mesa, u jednom satu je:
660.000;
Najbolje plaćeni posao u SAD-u po učinku – radnik u klanici;
Posao sa najviše povreda na radu u SAD-u – radnik u klanici.

Mnogi me pitaju, kako odolevam izazovima divne hrane, kako

mogu bez ovog ili onog, i ne mogu da razumeju činjenicu, da se ja ničeg ne odričem, da ja uživam u hrani, više nego ikada, jer se moje telo raduje svakom zalogaju, kao da zna, a zna, da je to dobro za njega.

Uostalom, kada naručite ceđeni sok od pomorandže, zar nemate nagon da ga odmah iskapite, a ne da ga lagano ispijate, kao što radite sa gaziranim pićima? To je ta iskonska radost tela, koje će vas nagraditi svojim izgledom, svežinom i zdravljem, za to najbolje gorivo koje u sebe stavljate.

Zar nije čudno da brinete o gorivu koje sipate u svoj automobile, pa čak i o hrani za svog ljubimca, mnogo više nego što to činite za sebe? A naše gorivo je jednostavno: kiseonik, voda, sunce. Biljke su jedine koje mogu direktno da pretvaraju sunčevu energiju u materiju, i kada jedete žive biljke, dobijate tu sunčevu enrgiju. To ćete odmah osetiti. Nema podočnjaka, nema umora, koža vam blista, sjaji se, nema bubuljica, nema tvrdih peta, grubih laktova, celulita, venica, ožiljci nestaju kao rukom odnešeni, a krv vam se već posle 3 nedelje kao i metabolizam tako sredi, da više ni kijavicu ne možete imati. Deca vegani, koja su od rođenja na živoj hrani, nikada se ne razboljevaju.

Sad ste već nestrpljivi da čujete šta je sve živa hrana. Voće, povrće, semenke, klice, hladno ceđena ulja, hrana bez soli, jer presna hrana ima svoju so, koju gubi kuvanjem, zato je hrana kuvana bljutava dok se ne dodaju začini. Hladno ceđena, devičanska ulja od masline susama, kikirikija, bundeve, kukuruznih klica, maka, lana, rastvaraju se u vodi i limunu, ne lepe se za creva a podmazuju vaše organe tako da sve zaista radi „kao podmazano", ja imam vrlo jasan i živ osećaj da su mi organi iznutra čisti! Nema znoja, nema mirisa, nema kiseline, a onda vam se promene i misli, nema kiselih i ljutih misli.

Kad u vašem organizmu ništa ne truli, onda se ne osećate trulo. Osim svežeg, zamrznuto voće i povrće ima istu vrednost i enzimi ništa ne gube zamrzavanjem, oni se uništavaju zagrevanjem. Da je drugačije, organe za transplantaciju bi blanširali, ali oni bi onda bili mrtvi, zar ne? „Kome treba prokuvano srce"?

Voće treba jesti ujutru do podneva, jer tada se u organizmu vrši detoksikacija.

Ako unesete obilan kuvani ili prženi doručak, telo će morati da odvoji novu energiju za varenje, zato vam se spava, pa morate da uzmete kiselinu (kafu) da se razbudite, „zlo je učinjeno", a niste se još ni razbudili, ako započnete dan voćem, imaćete energije na pretek. Za vegansku kuhinju vam je potrebno samo da imate sokovnik, blender i secka. Kuhinja bez mirisa, prženja, tiganja, šerpi, lonaca, sa drastično smanjenom potrošnjom struje i deterdženata, jer topla voda sve ispira, mozete li da zamislite to uživanje i tu lepotu... Princip je jednostavan: svakog dana sve, u svim bojama. Ujutru i uveče voćni obrok. Ja na primer u blender svakog jutra stavim bananu, kivi, zamrznuto bobičavo voće, klice, med, polen, i sok iz sokovnika od cvekle, šargarepe, jabuke, pomorandze, celera, peršuna, kombinacije su beskrajne, zavisno od godišnjeg doba i sezonskog voća, ali uvek tu bude bar 10 različitih sastojaka, što voća, što semenki, što lisnatog zelenog povrća, od kilogram i po, dobije se litra gustiša, ja to podelim na dva dela, pola litre ujutru (to mi je doručak) a pola litre uveče, to je večera. Između pojedem jedan ili dva saladna obroka, koji čine: uvek je osnova zamrznuti kukuruz šećerac i grašak (samo otopljen, ili preliven toplom, ne vrelom vodom), to su protein i ugljeni hidrati, zatim sve moguće kombinacije: paradajz, luk, paprika, rendana cvekla, rendana šargarepa, rendana tikvica, rukola, salata, svo začinsko bilje, rendana bundeva kad je ima, celer... sve to začinjeno onim divnim uljima i umesto sirćeta, sokom od limuna....

Dok ovo pišem, meni voda ide na usta od divote i krasote! Sve to pospem mlevenim semenkama susama, lana, golice, 2-3 badema, 2-3 oraha, 2-3 sirova kikirikija (ukupno ne treba da bude više od 50 gr dnevno svih semenki zajedno). Kada idem na put, spremim litar „mog soka" a u restoranu naručim salatu koju pospem „mojim" semenkama, između obroka, ponekad grickam suvo voće, šljive, kajsije, grožđice, ne može da mi dosadi, jer svaki put osetim radost svake moje ćelije koja se raduje ovoj hrani.

Za ovakvu ishranu, nagrada je: trajno zdravlje, podmlađeni izgled, zategnuta koža, bujna, živa kosa, radosne, pozitivne misli. A onda kreće promena iznutra, više na svoje telo ni lice ne morate da stavljate hemiju, počinjete da brinete o prirodi, da tražite pogledom sunce, da udišete punim plućima (zdravim) život, poveća vam se

19

sposobnost mozga da rešava problem, mišići rade optimalno, kreativniji ste, nema depresije (nervne ćelije su takođe namirene) nema nervoze, nema gladi. Morate da probate da biste osetili i verovali. A ako ste bolesni, vaš oporavak čak i kod najtežih bolesti biće ubrzan i čudesan. Ja ne mogu da prežalim što nisam sve ovo znala u trenutku kada mi je dijagnostikovan rak grla. Jer, nikada ne bih dozvolila ni operaciju, ni hemoterapiju ni radijaciju. Ojačala bih ovom hranom svoj imuni sistem i on bi se izborio sa rakom. Koristeći ovakvu vrstu ishrane, mene više ništa ne plaši. Ja znam da mogu i da ću biti vitalna i u dubokoj starosti, da to neće biti starost, već zrela, mudra mladost. Ja znam da se više nikad neću razboleti. Ja znam da će moj život biti sve lepši i sve puniji, svakim danom. Ja nemam lekove u kući, čak ni aspirin. Više ne idem lekarima, čak ni na kontrole. Ja sam „slobodan čovek", žena koja više ne staje na vagu i ne postavlja sebi od ranog jutra pitanje, šta ću da kuvam danas.

Svakoga dana otkrivam po nešto novo, naravno, kada sam počela da koračam ovim divnim, svetlim putem životne radosti i zdravlja, prvo su me zanimale namirnice koje su po kvantnoj medicini najjače, najmoćnije, i najveći borac protiv malignih oboljenja. Kada pogledate listu recimo antikancerogenog povrća, ili antikanceroznog voća, prvo što pomislite je "Bože, ima li neka voćka ili povrćka da nije antikancerozna?"

Tačno. Nema. Sve su zdrave, a sada ćemo saznati koje su najmoćnije:

20

ANTIKANCEROZNO POVRĆE:

- ❖ BELI LUK
- ❖ KUPUS
- ❖ ĐUMBIR
- ❖ ŠARGAREPA
- ❖ CELER
- ❖ PERŠUN
- ❖ CRVENI LUK
- ❖ SEMENKE LANA
- ❖ KARFIOL
- ❖ BROKOLI
- ❖ PARADAJZ
- ❖ PAPRIKA
- ❖ CVEKLA
- ❖ BUNDEVA

ANTIKANCEROZNO VOĆE:

- ❖ BOBIČASTO VOĆE
- ❖ JAGODE
- ❖ MALINE
- ❖ KUPINA
- ❖ BOROVNICA
- ❖ RIBIZLA
- ❖ DIVLJA JAGODA
- ❖ NARANDŽA
- ❖ JABUKA
- ❖ KRUŠKA
- ❖ DINJA
- ❖ KIVI
- ❖ LUBENICA
- ❖ GROŽĐE
- ❖ ANANAS
- ❖ CITRUSI: POMORANDŽE, LIMUN, GREJP...

A iznad svega jezgra i koštice, šljive, kajsije ...

Ne postoji lek, bar koliko ja znam, koji se pravi od mesa, ali skoro svi lekovi se prave od biljaka, evo nekoliko lekovitih biljaka za koje svi znamo od davnina, a za koje nas danas moderni ljudi ismevaju, veličajući antibiotike i druge čarobne pilule za lilule.

A evo, na kraju ili na početku i spisak najmoćnijih biljaka na planeti, koje zovemo super hrana:

❖ GODŽI BOBICE
❖ KAKAO
❖ PERUANSKA MAKA
❖ MED I PČELINJI PROIZVODI:
❖ POLEN
❖ PROPOLIS
❖ SAĆE
❖ ALGA SPIRULINA
❖ MODRO ZELENE ALGE
❖ MORSKI FITOPLANKTONI
❖ ALOE VERA
❖ KONOPLJA
❖ KOKOS

Podjednako dobra super hrana su takođe i:

❖ AKAI BOBICE, drevni amazonski antioksidant
❖ KAMU KAMU BOBICE, pune vitamina c
❖ HLORELA ALGA, zeleni pigment
❖ INKA BOBICE, super voće drevnih inka
❖ KELP ALGA, zovu je i žlezda mora
❖ NONI, polinezijsko super voće
❖ JAKON, praistorijski probiotički suncokret
❖ ARONIJA, sibirska borovnica
❖ ROGAČ, naša zaboravljena žitarica
❖ ČIJA seme, prirodni gel iz Južne amerike

Iznenadićete se ako vam kažem da veliki deo ako ne i sve sa liste super hrane, možete naći i kod nas. Peruansku maku, mačiju kandžu, konoplju, organski kakao, organski kakao puter, godži bobice, akai bobice, sve vrste algi, aloju, kokos, spirulinu, čija seme, naćićete u bolje snabdevenim radnjama zdrave hrane, ili preko interneta. Najbolje cene i kvalitet imaju firme Vegana iz Sombora i Srce prirode iz Beograda.

JESTIVO BILJE – GARANTOVANO ZDRAVLJE

BELI LUK

Osim eteričnih ulja, oligoelemenata i mineralnih soli, beli luk sadrži vitamine A, B1, B2, PP I C. To je najmoćniji prirodni antibiotik, borac protiv bakterija, odličan antiseptik, sjajan protiv povišenog krvnog pritiska. Stimuliše rad srca, olakšava cirkulaciju i pročišćava krv. Lako se vari, apsorbuje i lako eliminiše kroz creva, bubrege i pluća. Dodajmo tu i magična svojstva „teranja vampira", afrodizijačke osobine, i beli luk postaje čudesan, nenadmašan lek, čak i u borbi protiv kolere...

Navešću spisk bolesti, koje beli luk leči:

Reumatizam, katar, crevni paraziti, groznica, grip, visoki pritisak, neuralgija, žuljevi, bradavice, akne, ekkcem, fermentacija u crevima, za bolji rad žuči, protiv kolitisa, bronhitisa, artritisa, i mnoge druge...

POMORANDŽA

Sadrži vitamine C, A, B1, B2, PP, B5, B6, E, šećere, organske kiseline, aminokiseline, pektin, mineralne soli, flavonoidne glukozide koji štite krvne kapilare i sprečavaju hemoragije.

Bolje je da cele pomorandže stavite u blender nego da samo cedite sok, jer ćete tako sačuvati hranljiva bela vlakna...

Uz sokove sa blendiranom pomorandžom, lakše je odvikavanje od pušenja, te se ova predivna voćka koristi u lečenju anemije, malaksalosti, nervne labilnosti, bolesti zavisnosti, infekcije, groznice, migrene, nedostatka vitamina C, nervoze, nesanice, epilepsije, lupanja srca, otežane probave, nadimanja, kožnih bolesti...

ŠPARGLA

Nikad me nije privlačila kuvana, ali mladi izdanci, blendirani sa voćem, to je sasvim druga priča. Ova biljka je bogata vitaminima A, C i grupe vitamina B, koristi se kao sedativ za srce, kao laksativ, diuretic, odličan je tonik za pluća, a veruje se i da ima afrodizijačka svojstva...

BOSILJAK

Predivan u saksiji, nekad se stavljao u čistu posteljinu, devojke su ga nosile u nedrima da mirišu, pomaže u probavi, dezinfikuje organizam, sjajan je u kozmetici, devojke su ga nekad stavljale u vodu za kupanje, u vodu za parenje lica kod prehlade...

ŠARGAREPA

Njeno lišće je potentnije od korena! A kad ste poslednji put videli lišće šargarepe? Sladak koren je ono što jedemo, a u prirodi, kad bolje razmislite, koja životinja jede korenje? Korenje jedu crvi i mikrobi. Nadzemni deo biljke je najzdraviji. No, šargarepa sadrži karoten (koji naš organizam prerađuje u vitamin A). Reguliše rad creva i jetre, čisti krv, odlična je za vid, sok je dobar za artritis. U kozmetici je „zakon" za podmlađivanje kože...

Jedite je ako imate dijareju ili opstipaciju, artritis, opekotine, bronhitis, i ostale asmatične tegobe...

KUPUS

Šta biste rekli da na nekom leku pročitate sledeće – pospešuje formiranje i lečenje tela, stimuliše proizvodnju novih ćelija, ubrzava zarastanje rana, reguliše rad creva, pomaže iskašljavanje, probavu, ublažava upale i čireve? Mislim da ne biste verovali da takvu čaroliju može da stvori farmaceutska industrija, bili biste u pravu to može samo kupus.

KRASTAVAC

Još u detinjstvu, za mene je krastavac značio nešto zdravo i sveže, mama bi ga ljuštila i stavljala mi na lice koru, koja je tako divno hladila. Narendan, seckan, mleven, taj miris svežine mi je i sad u nozdrvama. Ta svežina ide od toga što je u krastavcu najkvalitetnija moguća voda, (95 procenata). Ima minerale koji čiste krv, odličan je protuiv upala, divan i spolja i iznutra.

TREŠNJA

Čisti od otrova i daje minerale. Posebno se preporučuje osobama koji pate od bolova u zglobovima. Obnavlja krv, mogu je jesti i dijabetičari, jer je njen šećer fruktoza, koji ne utiče na podizanje šećera u krvi. Da ne pričam o maskama za lice od mlevene trešnje.

LUK

Kad god sam jela roštilj sa lukom, pa posle imala užasne problem u varenju, za to sam okrivljavala siroti sveži luk, a on je u celoj priči jedini pomagao organizmu.

Deluje antibakterijski, bogat je eteričnim uljima, vitaminom C, mineralnim solima, aktivira organe u borbi protiv bakterija i zaraze, podstiče rad bubrega, obnavlja krv, dovodi do podmlađivanja ćelija, odličan kod artritisa i dijabetesa, kontroliše šećer u krvi.

Za dugovečnost nema boljeg leka, preporučujem svakoga dana u velikim količinama, a kad se meša sa drugim biljkama, nema mirisa ni zadaha...

KOMORAČ ILI ANIS

Ja ga često ubacim u blender sa voćem, zamiriše cela kuhinja, a nisam znala da je lek protiv bolnih menstruacija, da ga treba davati dojiljama, jer pospešuje majčino mleko i poboljšava mu ukus...

JAGODA

Odlična u borbi protiv dijareje, reumatizma, bolesti bubrega, pospešuje mokrenje, ubrzava oporavak, sjajna je protiv anemije, artritisa, čisti kožu, jetru, sadrži tanin, vitamine, mineralne soli...Ako se pojavi svrab na koži, to nije kako se smatralo alergija, nego samo dokaz njenog moćnog uticaja na čišćenje krvi.

PŠENICA, RAŽ, JEČAM

Ne zna se šta je moćnije. Od čega konj formira svoje divne mišiće? Upravo od zobi, i žitarica. U živoj hrani, semenke pšenice, raži, ječma, prosa, kinoe, potope se preko noći u vodu, i tako klijaju. Tek kada seme oživi i počne da klija, drugi dan već, najmoćnije je I tada ga staviti u blender sa voćem ili posuti preko salate i jesti. Pšenica sprečava kardiovaskularne bolesti, a sve žitarice su izvor proteina, neophodnih za rast i razvoj zdravog organizma.

LIMUN

Skorbut je bolest od koga su ljudi umirali u najstrašnijim mukama, kada bi im se po telu otvarale rane. Samo jedan limun bi samrtnika vraćao u život. Možete li da zamislite njegovu snagu i moć? Baktericid, antiseptik, diuretik, antireumatik, deluje protiv arterioskleroze, krvarenja, podstiče izbacivvanje kiselih otpadaka iz organizma, podiže i reguliše metabolizam i jača organizam, koru jedite samo ako je neprskana.

BADEM

Ulje u bademu predstavlja 50 posto njegove težine. Životinje u prirodi do ulja i masnoća dolaze samo putem orašastih plodova, bogat je izvor je proteina, kalcijuma, fosfora, dakle, prvoklasna hrana. Hrana za mozak. Bademovo mleko je čudesno i daje se veganskoj deci.

JABUKA

Kažu Englezi, "One apple a day, keeps doctor away", „Jabuka na dan, i lekar je oduvan", ja kažem, ne jedna, nego koliko god možete. Jabuka je i hrana i lek, čistač organizma od svih otrova, snižava holesterol i šećer u krvi, hrana stogodišnjaka.

MED

Prirodno gorivo za velike napore. Proizvod najvrednijih bića na zemlji. Uravnotežava nervni sistem, reguliše probavu, krvotok, sprečava infekcije, groznice, anemije. Ako mu se doda cimet, ova kombinacija leči sve, od grebanja u grlu do depresije.

BOROVNICA

Još jedan čistač koji dezinfikuje creva i urinarni trakt, podstiče regeneraciju tkiva, naročito kože i sluzokože. Idealna hrana za umorne oči. Otklanja probleme s pamćenjem, a ženama je najbolji prijatelj „od kolevke do groba", od menstrualnih do menopauznih tegoba.

GROŽĐE

Kao dete sam imala upalu slepog creva, koje je izvađeno, ali prilikom operacije u „famoznoj Tiršovoj" dečjoj klinici, ostao je neki končić u mom stomaku, koji je dva meseca kasnije izazvao uleus, (vezana creva). Doživela sam kliničku smrt, kada je obavljena operacija, odstranjeno mi je desetak santimetara trulog creva. Od tada sam ja živela na laksativima, i moja creva nikad nisu proradila, sve do Australije. Tamo je grožđe vrlo slatko i vrlo jeftino, ja sam jela kilogram do dva dnevno, posle dve nedelje, moja creva su proradila, od onda rade besprekorno. Grožđe je „zakon" ne samo za probavu, već i za povišeni krvni pritisak, artritis, reumatizam, giht, problem sa zglobovima...

SUPER HRANA

Super hrana je hrana budućnosti, čine je biljke i proizvodi prirode koji istovremeno imaju i jaka hranljiva i terapeutska, lekovita svojstva, i mogu da se tretiraju i kao medicinske biljke i kao voće ili povrće. Najmoćnije biljke na planeti, za koje čovek zna hiljadama godina, ali koje su nekako nestale iz ljudske ishrane, potisnute industrijskom nezdravom hranom. Danas, kada su bolesti dobile epidemijske razmere, čovek se vraća ovom blagu, ovim darovima bogova, kako su ih zvali naši preci i iznova otkriva njihove blagodeti i čudesne moći. Za one koji još uvek ne umeju ili strepe od potpunog prelaska na najprirodniji i najzdraviji mogući sistem ishrane – ishranu živom hranom, kao i za one koji još uvek ne mogu da odole (niti to na žalost žele) ukusima termički obrađene hrane, super hrana je pravi lek, nešto što će ih osnažiti, ozdraviti, oraspoložiti i učiniti da sa više želje, elana, oduševljenja priđu sopstvenom zdravlju. Spontano, prirodno, svojim korakom.

Evo i prvih 10 vrhunskih namirnica sveta koje pripadaju kategoriji super hrane:

- ❖ GODŽI BOBICE
- ❖ KAKAO
- ❖ PERUANSKA MAKA
- ❖ PČELINJI PROIZVODI, mleč, propolis, med
- ❖ SPIRULINA
- ❖ MODRO ZELENA ALGA AFA
- ❖ MORSKI FITOPLANKTON
- ❖ ALOJA VERA
- ❖ KONOPLJA
- ❖ KOKOS

A evo i sledećih nekoliko vrhunskih biljaka koje stoje rame uz rame sa prvih deset:

- ❖ AKAI
- ❖ KAMU KAMU BOBICE
- ❖ HLORELA
- ❖ INKA BOBICE
- ❖ MORSKA TRAVA KELP
- ❖ NONI
- ❖ JAKON
- ❖ ROGAČ
- ❖ JEČMENA TRAVA
- ❖ ARONIJA
- ❖ ŽEN ŠEN
- ❖ ĐUMBIR
- ❖ CIMET

Neka vas ne zbuni to što za većinu ovih biljaka niste ranije ni čuli ni znali, treba da znate da je mnogo toga već na našem tržištu i da je vrlo pristupačno. Uostalom, niko ne kaže da treba sve to da imate uvek na svom jelovniku, osim ako ne planirate da živite 200 ili 300 godina... ali, ne samo da su ove biljke prisutne kod nas kao gotovi proizvodi, već mnoge lepo i uspevaju na našem tlu, tako da ako imate malu baštu, zasadite žbun godži bobica, u saksiji držite par kaktusa aloje, jednom nedeljno isklijajte ječam, pa kad naraste 10 cm, makaze u ruke i ostvarite prvu berbu, med i mleč predpostavljam da već imate, kokos vam je danas jeftiniji od jabuke, častite se sa po jednim kokosom nedeljno, nabavite kilogram sirovog kakao praha i jednu teglicu peruanske make i već ste deset puta zdraviji nego što ste bili prošle godine! O količini ljubavi koju ćete osetiti prema svima oko sebe da ne pričam.... jer ove biljke su i afrodizijaci, utiču na bolje raspoloženje, psihičku stabilnost, osećanje ljubavi, zadovoljstva....

Pa da krenem redom:

GODŽI BOBICE

Pet hiljada godina ljudi gaje ovu biljku u Kini, Mongoliji i na Tibetu. Zovu je „školom učenja", čak veruju, da ako čovek stalno jede ove bobice, sva mudrost biljaka će mu sama doći. Kinezi veruju da ove bobice produžavaju život. Zabeleženo je u drevnim knjigama da je čuveni Li Kving Juen, koji je popularisao i gutao u velikim količinama žen šen i godži bobice, i pio samo izvorsku vodu, umro u 252. godini života! Druga priča kaže da je Li U 200.oj je držao predavanje na univerzitetu u Pekingu i tada ga je car pozvao na dvor kao najdugovečnijeg Kineza. Ali, svega par meseci kasnije, Li je umro na dvoru, zato što su mu tamo spremali termički obrađenu hranu i zato što je u gradu bio izložen brojnim toksinima i nezdravom vazduhu....

Činjenica ostaje da su i žen šen i godži bobice kao i reiši pečurke neosporno povezane sa dužim i vitalnijim životom.... jednom rečju, godži bobice su „adaptogen" medicinska biljka koja jača imuni sistem, povećavaju alkalnost organizma, štite jetru, poboljšavaju vid, jačaju zglobove i prosto hrane organizam zdravljem.....

KAKAO

Ima nešto magično, nedokučivo i čarobno u čokoladi, to svi znamo. Sva čokolada sveta sastoji se zapravo i zavisi od samo jednog bitnog sastojka, a to je sirovi kakao. Kakao je orašasti plod jedne voćke iz originalne prašume Južne amerike. Karl Lineus, švedski naučnik iz 18. veka, mislio je da je kakao toliko važan da je vrstu drveta i plod nazvao imenom Thebroma cacao, što u prevodu znači: „kakao, hrana Bogova". Maje i drevni Asteci toliko su vrednovali ovu biljku, da su često koristili zrna kakao ploda umesto novca i zlata! Na žalost, mi smo praveći industrijski čokoladu, tradicionalno uništavali snagu i moć i lekovitost ove biljke, koja u sebi ima najviše antioksidanata nego i jedna druga biljka na planeti! Magnezijum, gvožđe, hrom, cink, bakar, vitamin C, omega 6 masne kiseline, su jedna priča o bogatstvu kakaoa, a druga je – Feniletilamin, supstanca koju kakao sadrži u ogromnim količinama, koja se uništava kuvanjem, dakle, nema je u industrijskoj čokoladi, a mi je pravimo u svom telu kad smo zaljubljeni... veza između ljubavi i čokolade proizilazi iz ove supstance, a mnoge žene više uživaju u čokoladi nego u ljubavnom činu! Anandamid je hormon zadovoljstva, endorfin koji se oslobađa u našem organizmu kada se osećamo izuzetno zadovoljno.

Dakle, jedući organski sirovi kakao i organski sirovi kakao puter, uz biljna mleka od kokosa ili badema, zaslađeni urmama ili agavinim nektarom, vi ćete osetiti svu snagu, moć, lepotu i čudo autentične čokolade, a pri tom ste izbacili prateće užase koji vas goje i uništavaju – šećere i mleko.

PERUANSKA MAKA

Zvali su je i „afrodizijak sa Anda", gajena je u Andima, najmanje 2500 godina.Ratnici Inka bi jeli maku pre svake bitke, da bi im ona dala snagu, a posle osvajanja nekog grada, maka bi im bila zabranjena, da ne bi seksualno napadali žene... sterilitet nije bio poznat u narodima koji su jeli maku.

Danas se maka uzgaja na 3000 do 4000 metara nadmorske visine, samo u Andima, koriste je masovno sportisti, ekstremni atletičari, vegani, avanturisti, žene u svim dobima, zato što ona pojačava snagu, daje kiseonik u krvi, jača neurone i libido. Koriste je za lečenje anemije, hroničnog umora, depresije, sterilnosti, neuhranjenosti, problema sa pamćenjem, u slučajevima stomačnog raka, stresa i tuberkuloze....

PČELINJI PROIZVODI – MLEČ, PROPOLIS, MED

Pčela je jedini insekt koji proizvodi hranu za ljudsku upotrebu. Legende i priče i istorija meda stale bi u gomile enciklopedijskih izdanja, rame uz rame sa legendama o kakau... šta odabrati? Možda podatak da je med jedina namirnica koja nikada ne može da se piokvari? Da je med iz faraonskih grobnica još uvek jestiv? Da su alzeksandra makedonskog preneli do Grčke u zlatnom kovčegu punom meda i tako ga konzervirali?

Ipak, najfascinantnija mi je priča kako od jedne pčele, identičnog genetskog materijala, nastane radilica koja živi nekoliko nedelja, a od druge kraljica matica, koja živi nekoliko godina. Razlika je samo u hrani. Buduću kraljicu hrane mlečom i ona postane dugovečna i moćna, toliko moćna i plodna da položi 3000 jajašca dnevno, dok se ostale pčele hrane medom. Dakl,e ako hoćete da budete plodni i dugovečni, jedite pčelinji mleč... evo i par fascinantnih podataka o ovom najsavršenijem i najkomplikovanijem organizovanom društvu na planeti:

- Medonosne pčele posete 2 miliona cvetova da bi se napunila jedna tegla meda;
- Sve radilice su ženke;
- Jedna pčela za života proizvede dvanaestinu kašike meda;
- Za pet litara meda, pčele prevale razdaljinu do meseca i nazad;
- Pčele u proseku lete brzinom od 10 km na sat;
- Pčele pojedu 4 kilograma meda da bi napravile pola kilograma voska;
- Pčela može da opraši i do 30 cvetova u minuti;
- Pčele su na ovoj planeti 150 miliona godina;
- Jedno istraživanje u Rusiji među stogodišnjacima, otkrilo je da je svima glavna hrana na jelovniku svakog dana bio – med!;
- Polen je najkvalitetniji izvor čistih belančevina na zemlji. Mereno gram za gram, u jednom gramu polena ima 5 do 7 puta više belančevina nego u 1 gramu mesa;
- Mleč, neverovatna kombinacija meda i polena u telu posebnih pčela, možda je najveća misterija na zemlji. Zna se da mleč podmlađuje, obnavlja organizam, da je stimulans nalik kofeinu, ali bez pratećih efekata;
- Propolis su pčele otkrile pre stotinu miliona godina i koriste ga kao prirodni antibiotik za sprečavanje infekcija, gljivica i bakterija unutar košnice.

SPIRULINA

Zovu je još i kraljica belančevina. Modro zelena alga, koja naseljava mnogobrojna jezera na kugli zemaljskoj. Skoro 70% spiruline čine belančevine, sastavljene iz 18 amino kiselina. Bogata je vitaminom A (beta karotin), B1, B2, B6, E i K. To je najbogatiji prirodni izvor mineralnih soli, hlorofila, enzima i fito nutrijenata. Tokom 5000 godina, spirulina je bila osnovni izvor belančevina za milonsko stanovništvo Meksiko sitija!

FITOPLANKTONI

Osnovna hrana okeana i planete. 3 mlijarde godina, oni su osnova života na zemlji. Dobri su za vas, vašu decu, vaše roditelje, kućne ljubimce. Sto procentno su iskoristljivi i bitni su za metabolizam ljudske ćelije. Oni su čista energija, deluju pozitivno na imuno sistem, smanjuju bolove, ubrzavaju metbolizam i čišćenje organizma, poboljšavaju pamćenje, koncentraciju, seks, nervni sistem, varenje, cirkulaciju, vid i konačno, ne samo da se osećate, već zaista i postajete – mlađi!

Na tržištu se nalaze osušeni i u prahu, u vidu koncentrata i koriste se u jako malim količinama, kao dodatak hrani, soku, piću, salati.....

ALOJA VERA

„A po tom Josip iz Arimatije, koji bješe učenik Isusov ali kradom od straha židovskoga, moli Pilata da uzme tijelo Isusovo, i dopusti Pilat. Onda dođe i uze tijelo Isusovo. A dođe i Nikodem, koji prije dolazi k Isusu noću i donese pomiješane smirne i aloje oko 100 litara. I uzeše tijelo Isusovo i obaviše ga platnom i mirisima, kao što je običaj u Židova da ukopavaju."

Jevanđelje po Jovanu, 39.40.

Eseni, jevrejska sekta, nasledili su aloju od egipćana i gajili je u Kumranu, pored Mrtvog mora. U vreme, kad je prosečan ljudski vek bio oko 39 godina, eseni su živeli u proseku 129 godina. Osnova njihove hrane bila je aloja vera.

Aleksandar Veliki je nosio saksije aloje u rat i njenim lisćem oblagao rane svojih vojnika.

Ako želite da celog života budete savitljivi, lepi, vitki, mišićavi, savršenog nervnog i imuno sistema, aloja je prava super hrana za vas.

KONOPLJA

Prerada konoplje je verovatno najstarija industrija na svetu, stara desetinu hiljada godina. Konopja je zaista super biljka jer čoveku služi za sve, od kanapa, slikarskog platna, hartije, tekstila, do eko plastike i građevibskog materijala. 1941. Godine, Henri Ford je napravio eksperimentalni automobil, od 70% konopljinih vlakana! Auto je bio lakši nego metalni, bolji za gorivo a mogao je da primi bez oštećenja udarce deset puta jače od čelika. Dizajniran je da ide na gorivo od konopljinog ulja. Ali zbog jake kampanje naftne industrije i zabrane kanabisa i alkohola (dugo se smatralo da su marihuana i industrijska konoplja iste biljke, razlika je samo u jednoj ali bitnoj supstanci, koja je psihoaktivna, THC, koje ima puno u marihuani, ali gotovo u tragovima u industrijskoj konoplji) obustavljena je proizvodnja i razvoj ovog automobila... kamo sreće da nije! Danas nam ne bi pretila ekološka katastrofa od globalnog zagrevanja.

Konoplja je takođe čist protein, a u njoj su i osnovne masne kiseline, omega-6, i omega-3. Interesantno je znati da kokosovo ulje pospešuje uspeh omega-3 kiselina iz konoplje, pa zato u receptima treba kombinovati seme konoplje sa kokosovim uljem.

Deca bi trebalo da uzimaju prah konoplje 15 – 30 gr dnevno, tinejdžeri 30-50 grama, odrasli od 50 do 75 grama dnevno, dok bodi bilderi i atletičari mogu da idu i do 140 grama dnevno...

KOKOS

U drugom svetskom ratu, u bitkama na Pacifiku, i Japanci i Amerikanci, umesto transfuzije, ranjenicima su davali - kokosovu vodu, jer je sastav kokosove vode identičan KRVNOJ PLAZMI, a pri tom je kokosova voda i sterilna. Devet meseci je potrebno da voda iz korena, prođe kroz nebrojene filtere vlakana dok ne stigne u sterilni kokosov orah. Dakle, ako želite sebi da date transfuziju svakog dana, kombinujte 55 procenata kokosove vode (probušite kokos i sipate vodu) i 45% zelenog soka, od ječmene trave! To je sastav ljudske krvi - 55% krvna plazma i 45% hemoglobin, u prevodu, prerađeni biljni hlorofil.

Ako postoji rajska voćka koja može da vas izleči i povrati u život bez obzira šta ste i kad ste svojoj duši i svom telu napravili, to je kokos.

A ako može šimpanza da ga otvori bez testere i čekića možete i vi – blago ga kuckajte sa svih strana tupom stranom velikog noža i gledajte šta radi fizika – dejstvo malih vibracija posle pola sata lupkanja preseći će kokos na dve polovine!

HLORELA

Hlorela je jednoćelijska alga sačinjena skoro sasvim od hlorofila. Bogata je mineralima, vitaminima, amino kiselinama, osnovnim masnim kiselinama, polisaharidima i drugim korisnim elementima. Dobra je za ishranu mozga i srca, regeneriše organizam, čisti, štiti od radijacije, omogućava zdrav gubitak viška težine, jača imuni sistem i ubrzava procese isceljivanja. Hlorela pomaže u lečenju raka, šećerne bolesti, artritisa, SIDE, kandide, ciroze jetre, hepatitisa, bakterijskih infeksija, anemije i mulitple skleroze.

RECEPTI

VOĆNI PRAZNIK

Blenderom izmiksati sledeće sastojke:

2 banane,
2 kivija,
2 pomorandže,
šaka smrznutog voća iz voćnog miksa (3 maline, 3 jagode, 4 krupne kupine),
kašika meda,
kašika suvih klica,
kašika svežih klica od zelenog japanskog graška (2 dana),
časa tople vode (u kojoj se otopilo voće).

U sokovniku iscediti:

1 šargarepa,
1 jabuka,
1 mala cvekla,
parče svežeg đumbira.
Sve sastojke pomešati 1- 2 puta u blenderu raditi po 1 minut.
„Ludilo"!

Obrok od salate

LJUBIČANSTVENA SALATA

2 kašike smrznutog graška,
2 kašike smrznutog kukuruza šarenca, (odmrznutog u toploj vodi, ne ključaloj),
1 rendana šargarepa,
Četvrtina rendane tikvice,
Izrendana manja cvekla,
1 isečena crvena paprika,
1 isečen mladi luk,
Polovina krastavca (Ja ga rendam),
Šaka rukole,
2 lista zelene salate,
2 lista radića.

Zatim dodati začine: svež bosiljak, sveža nana, lavanda, ruzmarin, što god ima na terasi ili u bašti, pa zaliveno mešavinom ulja:

DRESING: 1 kašičica ulja od maka, 1 kašičica ulja od kikirikija, 2 kašike maslinovog ulja, sok od jednog limuna i malo meda.

Pomešati sve sastojke i posuti sa 2 kašike mlevenog semenja: lan, susam, golica, sirovi kikiriki, 2 do 3, oraha, 2 do 3 badema, a povrh svega, isečena na kockice 1 pomorandža i na kockice isečena jabuka. Boje su neverovatne!

MEDNO CIMETNI VOĆNI DORUČAK

Blenderom izmiksati sledeće sastojke:

Kašika meda,
Kašičica cimeta,
Kašičica polena rastvorenog u malo tople vode,
1 banana,
3 nektarine,
Četvrtina dinje,
Šaka smrznutih crnih ribizli.

u sokovniku iscediti:

2 šargarepe,
2 pomorandže,
1 jabuku,
1 manju cveklu.

Sok (sa vraćenom pulpom za gušći efekat) sipati u blender, dodati 3 lista sveže nane, 4 listića bosiljka, malo sveže lavande. Uključiti blender wow! Ukus je neverovatan!

BADEMOVO MLEKO

Šolju badema preliti sa dve šolje vode, ostaviti preko noći. Ujutru procediti bademe i naliti novom vodom. Staviti u blender sa 5 do 6, suvih šljiva takođe predhodno potopljenih u vodu i urmama koje nisu zašećerene. U prodavnicama zdrave hrane, mogu se naći ove urme, iz Turske ili Irana, zatim dobro blendati dok ne pobeli. Može se procediti kroz gazu, za one koji vole čisto i manje gusto mleko.

Ono što ostane je kao marcipan, gusta masa koju ja dodajem salatama, neki vegani prave sir od toga. Dobro je da se istrljate tom smesom za vreme kupanja, koža biva mekana, baršunasta, baš kao iz „Šeherezadinih priča".

MLEKO ZA GORILE

Bademovo mleko pomešati u blenderu sa očišćenim urmama, kokosom narendanim ili mlekom kokosovim, zelenim sokom od povrća koji se dobije kad u sokovnik ubacite: blitvu, salatu, kupus, celer, kelerabu, anis, spanać sirovi, peršun.

Ako imate jak blender, a za ovu vrstu ishrane je to neophodno, onda dodajte malo vode i sve blendirajte, „Jače je, zdravije"!

GORILLA MILK ŠEJK (VARIJACIJA)

Šolja badema,
2 šolje vode,
1 banana,
Malo malina,
4 kajsije,
6 kugli lubenice,
Kašika meda,
1 limun, oljušten,
3 lista kelja.

Sve sastojke staviti u blender, blendati dok ne postane gust, ujednačen milk šejk.

SLATKI BADEMOV MILK ŠEJK

U blender staviti bademovo mleko i dodati:

Četvrtinu dinje,
2 manje banane,
Nekoliko listića sveže nane, bosiljka, lavande,
Kašiku meda
Pola kašicice cimeta,
Šaku smrznutih crnih ribizli.

U sokovniku napraviti sok od:

2 pomorandže,
1 jabuke,
1 šargarepe.

Sok pomešati sa badmovim mlekom voćem u blenderu, blendati dva puta po minut .
Ukus milk šejka, ili voćnog jogurta, je deset puta jači i potentniji!
Bademovo mleko je kao pola kilograma govedine, vegani ga zovu gorilla milk, ako se još pomeša sa kokosom, mišići bujaju.

PROLEĆNA SALATA

100 gr lista maslačka,
4 crvene rotkvice,
Kašika ulja,
Malo soli,
Sok od 1 limuna,
Mleveni biber.

Lišće za salatu treba ubrati od mladog maslačka koji još nije procvetao. Pažljivo ga operemo, sitno iseckamo. Mlade rotkvice narendamo i pomešamo sa maslačkom. Dodamo sve začine, na kraju ulje, limunov sok i pomešamo.

Ovo je izvanredna salata za prolećno buđenje, jer sadrži gorak okus i ljut okus, istovremeno čisti i jača organizam.

ANTIHOLESTEROL DORUČAK
ili CIKLAMA SOK

Jutarnji voćni obrok, u blender staviti sledeće sastojke:

1 banana,
Kašika meda,
Kašika semenki ANTIHOLESTEROL sa cimetom, (ima u svim prodavnicama zdrave hrane),
3 iseckane nektarine,
2 kašike zamrznutih crnih ribizli,
Kašičica polena rastopljenog u toploj vodi.

U sokovniku iscediti:

2 šargarepe,
1 jabuku,
2 pomorandže,
1 manja cvekla,
Polovica krastavca.

Sok i voće u blenderu pomešati i blendirati 2 puta po minut.
Boja je ciklama, a ukus zdravlja!

BRZI BADEMOV MILK ŠEJK

U blenderu prvo raditi dobru šaku sirovog badema, 2 kašike meda sa šoljom vode, zatim dodati:

1 bananu,
Četvrtinu dinje,
Dobru šaku crnih ribizli iz zamrzivača.

U sokovniku iscediti :
2 šargarepe,
2 jabuke,
2 pomorandže,
1 cveklu .

Sve sastojke pomešati u blenderu, pa dodati punu šaku svežih listova od: nane, bosiljka, lavande. Raditi blenderom još jedan minut. Neopisivo dobro!

PIKANTNA BANJALUČKA SALATA

(Pripremili mi u Banja Luci, po mojim upustvima)

Krupno rendano ili sitno rukom sečeno povrće na tračice:

Šargarepa,
Cvekla,
Tikvica,
Paprika,
Patlidžan,
Krastavac,
Šeri paradajz,
Beli luk,
Mladi luk,
Na trake isečena zelena salata.

Sve sastojke pomešati i posuti semenkama od bundeve (golica sveža) i suncokreta (naravno sirovo).

Dresing je napravljen od: malo meda, kašičica senfa, dve tri kapi ljutog sosa (tabasko ili čili), mešavina ulja hladno ceđenih (maslina, bundeva, suncokret, kikiriki), sok od limuna i malo vode.

Može se jesti u neograničenim količinama dok ne „pukneš od zadovoljstva", (ako se zameni dressing sa kari dresingom, onda se dobija indijska ili azijska salata).

LJUTKASTI ĐUMBIR SOK

U blender staviti šaku badema, izblendati sa malom čašom vode i kašikom meda, zatim dodati:

1 bananu,
2 breskve,
3 kajsije,
Pola kutijice svežih malina

U tu smesu sipati sok iz sokovnika od:

2 šargarepe,
1 jabuke,
2 pomorandže,
Parče đumbira,
1 manje cvekle,
Četvrtine korena celera.

Dodati još šaku svežih listova nane, bosiljka, lavande. Sve to dobro izblendati, po potrebi dodati još vode ako je pregusto. Sve zavisi od vašeg ukusa. Što se mene tiče, što gušće, to bolje, ja čak vratim iz sokovnika pulpu u blender, vrlo lep ukus, malo ljutkasto od đumbira, a boja, svetlo ciklama

MALA BRZA SALATA

5 šeri paradajza,
Puna šaka rukole,
Po 2 kašike kukuruza i graška iz zamrzivača,
Pola rendane šargarepe,
Šaka listića od: nane, bosiljka, lavande, peršuna,
Čenj belog luka,
1 mladi luk.

Sastojke pomešati i zaliti dresingom od mešavine: ulja masline, bundeve, maka, kukuruznih klica, soka od pola limuna i kašičice senfa, sa strane onako svetski može, kuglica dve ananasa i dinje i parčence gorgonzole, (za goste) a odozgo posuti semenkama od kukuruza i golice.

VOĆNI BOMBA KOKTEL

U blender dodati sledeće sastojke:

1 banana,
2 do 3 oraha,
5 do 6 badema,
Kašičica pšeničnih klica,
2 kajsije,
2 breskve,
Četvrtina dinje,
Šaka svežih začina,
Pola kutije malina.

U to dodati sok iz sokovnika od:

2 šargarepe,
2 pomorandže,
1 jabuke,
Komad celera,
Manja cvekla i
Parče đumbira.

Sve blendirati dva puta po minut. Nemam reči kako je dobro.

KLICANJE

Klice su energetski najjači delovi biljke, jer moraju ogromnom snagom da se probijaju iz dubine zemlje ka svetlosti sunca. Potopite u vodu pasulj, bob, sočivo, badem, ječam, kinou, geršlu, raž, stavite posudu na mračno mesto, i jednom dnevno menjajte vodu dva tri dana. Seme treba da ogrezne u vodi, znači dobra je neka plića crna posuda. Treći dan procedite i klice mogu da se koriste, u salatnom obroku ili u blenderu sa voćem.

Danas postoje i mogu da se kupe razni oblici i vrste klijalica i ja ih toplo preporučujem, jer su one jednostavne, seme se stalno ispira vodom, poklopac daje efekat staklene bašte a rezultat je uvek uspešan.... oko klijalica nema puno posla, jednom dnevno menjate vodu i to je to. Ovo je zapravo savršen način da imate divnu zelenu hranu u doba zimskih meseci i da na vašem stolu budu kres salate, izdanci alfa alfa trave, ječmena trava, mladi suncokret, žito, ječam, ovas, ljutkasti izdanci slačice, koijander, začinske biljke.

MOĆNI VOĆNI OBROK

U blender stavila:

2 kašike isklijalog Japanskog zelenog graška,
Kašiku mešavine mlevenog semenja ANTIHOLESTEROL sa cimetom,
2 kašike jezgra od šljiva,
1 bananu,
Četvrtinu dinje,
2 breskve,
2 kajsije,
Šaku svežeg začinskog bilja.

U sokovnik iscedila:

1 šargarepa,
1 cvekla,
Pola krastavca,
1 jabuka,
2 pomorandže.

Dodala u blender i pulpu iz sokovnika, sve to pomešala i opet blendirala, dva puta po minut. Gusto, moćno, jako. Izašlo je skoro litra i po, (doručak i večera za dve osobe).

54

KREATIVNI KOKTEL

Neverovatno kreativan I ukusan voćni obrok, zato što me mrzelo da idem do pijace, upotrebila sam sve što mi je ostalo u kući.

U blender idu sledeći sastojci:

2 kajsije
2 breskve,
Kašika klica,
Kašika mešavine semenja ANTHOLESTEROL, sa cimetom,
Pet do šest smrznutih smokava, (obavezno zamrznite smokve kad im bude sezona, kad se otope, kao da su sad urbane, deset puta bolje od suvih smokava. A ako imate suve smokve, potpoite ih preko noci u vodu),
Šaka otopljenih prethodno zamrznutih višanja.

U sokovniku sam napravila sok od:

Parčeta đumbira,
1 grane Kineskog celera,
2 šargarepe,
1 manje cvekle,
1 jabuke
3 pomorandže.

Sok iz sokovnika sipala u blender, pa dva puta po minut blendirala. A da, uobičajena šaka svežih listića mente, lavande i bosiljka. Jedva sam se suzdržala da odmah ne popijem celu litru, podelila sam s gostima, oduševili su se.

U napadu kreativnosti, spremila sam i saladni obrok od onog što mi je preostalo u frižideru.

KREATIVNA SALATA

Malo otopljenog kukuruza i graška ,
6 šeri paradajza isečenih na kriške,
1 cela seckana paprika,
Bogata šaka rukole,
Rendana cvekla manja,
Rendana šargarepa,
Grožđice,
Kašika, dve zaostalog studenskog miksa (semenke i sušene voćke),
1 grana celera Kineskog iseckana na kolutove.
Sve to zaliti dresingom.

Dresing: po kašika ulja od bundeve, maka, kikirikija 2 kašike maslinovog ulja, sve hladno ceđeno, sok od 1 limuna, kašicica meda i malo vode.

Kad se sve promeša dobije se 2 dl, sutradan je salata još ukusnija jer se tokom noći svi sastojci upiju i bude lepo marinirana salata, mogla bih pojesti mnogo ove salate, ukusna je.

Krenule lubenice! (sezona lubenica)...
LUBENSOK

U blender, kašikom za sladoled, staviti sledeće sastojke:
6 kugli lubenice,
1 banana,
3 kugle dinje,
nekoliko zrna grožđa,
kašičica meda i kašicica cimeta.

Sve pomešati sa sokom iz sokovnika napravljenog od:
1 jabuke,
3 pomorandže,
1 male cvekle,

Pomešati te još jednom izblendati. Gosti neže hteti da odu verujte mi!

HRABRA VOĆNA BOMBA

Mnogo puta mi se desilo da isprobavam kombinujem razna povrća sa voćem, pa da to na kraju ne ispadne baš ukusno, ali ga ja iskapim, znajući koliko je zdravo. Jutros sam htela da napravim jednu malu bombu, ne očekujući previše od ukusa, ali je ispalo odlično, zato nemojte da se mrštite kad čujete kombinaciju.
Napitak je odličan okrepljujući, svež, mirišljav, ukusan...

U sokovnik sam stavila:

3 ogromna lista sveže debele blitve,
1 granu Kineskog celera,
1 šargarepu,
1 malu cveklu.

U blender:

Četvrtinu male lubenice,
Četvrtinu dinje,
3 kajsije,
1 bananu,
Kašiku meda I
Kašiku bogatu mlevenih semenki ANTIHOLESTEROL, sa cimetom.
Sve to blendirala jedan minut. Šta da vam kažem „bingo" u letnjim danima!
Kad dođe vreme lubenica, ja pijem lubenice. Odmah je raskomadam i stavim u blender. Lubenica se sastoji od 80 posto vode, pretvori se u ruzičašti, sok ne čistim od semenki, kad je jak blender on sve izmiksa. Gruja procedi sok, da smljevljene semenke izbaci, ja to ne radim. Ko ima strpljenja i vremena, neka cedi. Priznajem da mi je vreme dragoceno. Sok sipam u dvolitarske flaše i zamrzavam, tako da i zimi imam kad se zaželim svežeg soka od lubenice.
Taj sok u kombinaciji sa dinjom, grožđem i bananama sam prvi

put pila u Tunisu i ostala zadivljena njegovim bogatstvom okusa. U Zanzibaru, kokos, mango, lubenica, banana to je dobitna rajska kombinacija. Kad god ga napravim pijem zatvorenih očiju, čujem šum indijskog okeana i hodam u svitanje po belom pesku, anti depresiv prve klase!

MALI LETNJI LUKSUZNI SNEK

Znam da je avokado skupa voćka, ali je najpotentniji za zdrave oči. Treba ga uzeti zelenog i držati napolju, dok sasvim ne sazri i omekša malo pod dodirom ruke. Onda ga iseći na dve polovine, izvaditi veliku semenku, izdubiti i izvaditi prvu polovinu iz kore (kašikom guliti kad je zreo, nožem kad je zelen). Izgnječiti sa biberom, limunovim sokom i maslinovim uljem. Namazati bogato na crni hleb, dodati 2 šeri paradajza i kašiku otopljenog kukuruza šećerca i eto male zakuske za sladokusce.

SALATA OD AVOKADA I GREJPFRUTA

Ukus je sasvim neočekivan, pravo letnje osveženje.

1 kašika meda,
1/2 kašike senfa,
1/8 šolje limunovog soka,
1/4 kašičice sveže mlevenog bibera,
1/4 šolje maslinovog ulja,
2 zrela avokada,
1 zlatni grejpfrut,
2 crveni grejpfrut.

Pomešati med, senf, limun, biber. Dodati maslinovo ulje i sve dobro izmiksati.

Oljuštiti avokado, izvaditi semenku, Iseći ga na male kocke, poprskati sa dresingom da ne pocrni, kad oljuštite grejpfrut onda ga iseckajte, pomešajte sa avokadom i ostatkom dresinga, i eto ga, elegantno, pikantno!

***

Izašao je Politikin nedeljni dodatak sa mojim člankom o živoj hrani. Na sajtu je jedan čovek dao komentar da zamrzavanje nije zdravo a da se žitarice moraju termicki obraditi, jer, kako bi inače jeli kinou, raž, ječam itd.

Da je zamrzavanje štetno po živu materiju, da li bi se organi za transplantaciju kuvali na pari i zašto se onda i dalje zamrzavaju? Semenke pronađene u ledu Sibira su nikle i posle 10 000 godina, a zamrznute mumije u Andima su najbolje očuvane na svetu, jer ni jedna bakterija nije mogla do preživi a tkivo je savršeno očuvano. Čak im je i sadržaj hrane u crevima netaknut. Toliko o ledu. Iz zamrzavanja se život da povratiti, ali iz kuvanja teško.

Što se tiče žitarica, ja sam (a potpuni sam amater u tome) „klicala" vrlo jednostavno i raž i ječam i kinou (najviše mi se dopada kinoa) i proso, pa čak i mešavinu sočiva, boba, Japanski grašak, Japanski pasulj... Potopim ih u vodu preko noći, i dva dana menjam vodu (sipam u cediljku i blago isperem, pa opet polijm novom vodom da ogreznu, držim u ostavi u mraku. Trećeg dana to stavim u salatu ili u blender sa voćem.

Gospodin je takođe rekao da se voće i povrće ne treba mešati. To je tačno, ali sam ja svojim eksperimentima videla da za varenje nije nikakav problem kada se mešaju sokovi od povrća i voća, jer je želucu lako da ih obradi, a ja baš ne podnosim veliki broj zelenih povrći a znam koliko su zdrave. Da se ne bih silila kao u detinjstvu kad me je majka terala razvila averziju prema blitvi, karfiolu, kelju itd., ja to povrće koje ne volim trpam u sokovnik i taj sok mešam sa voćnim sokom.

Na ćelijskom nivou, sve se to razloži u korisne supstance, a ja ne osetim ukus koji mi smeta. A sa druge strane, od kad znam za sebe, moje telo hože i slatko i slano istovremeno, od malena sam jela hleb sa grožđem, ubacivala grožđice u salatu i seckala mandarine, i pomorandže u zelenu salatu, ako naučite da slušate svoje telo, ono će vam nepogrešivo reći šta mu se dopada, u prevodu, šta mu treba a šta ne.

Tako sam jednog dana prosto prestala da naručujem kapućino

jer mi više ni gutljaj nije prijao. Prestala sam da kupujem sir, iako sam ga jedno vreme zadržala na veganskom meniju, bez ikakve odluke. Samo ga jednog dana nisam želela u korpi s namirnicama. Slušajući svoje telo, ne možete da pogrešite, naravno, kada ga prvo očistite od svih ovisničkih sizioloških muka koje vam je donela termički obrađena hrana, zaslađena i zasoljena. No, dosta o tome, evo jedan hrabri recept od jutros, ali beskrajno ukusan.

KOSMIČKI DORUČAK

U sokovnik staviti sledeće sastojke:

2 lista sveže blitve, velike,
2 male šaregarepe,
1 mala cvekla,
1 pomorandža,
1 grana celera Kineskog,
Pola zelene paprikae.

U blender sledeće sastojke:

1 banana,
Pola male lubenice,
četvrt dinje,
1 breskva,
Kašika meda,
2 kašike pšeničnih klica.

Sok i voće u blenderu pomešati, raditi 1 minut. Osvežavajuće a u sebi sadrži kompletan obrok. Hajde da to nazovemo „kosmički doručak".

PRAZNIČNI brzi voćni smoothy, ili po našem: SMUTI PA POPIJ

Sveže maline, 4 kašike,
1 banana,
2 kajsije (koštice naravno ne bacamo, skupljamo I onda jednog dokonog popodneva lupamo, vadimo jezgra I grickamo u slast B 17),
2 breskve neKtarine,
3 kašike badema, a može i više,
Kašičica polena rastvorenog u malo topple vode.

U sokovnik:

2 šargarepe,
2 jabuke,
1 mala cvekla,
1 grana Kineskog celera,
2 pomorandže.

Sipati sok iz sokovnika u blender sa bananon, kajsijama, breskvama, malinama i bademima, dodati polen, čašu vode pride, i sve to blendiarti dva puta po minut. Ukus, po meri svakoga!

To je moje piće kada imam ceo dan na televiziji, ponesem litru u kesi za hlađenje i tako preživim snimanje „ŽENA". U pauzi pojedem saladni obrok.

SALATA ZVANA "ŽENE"

Kašika kukuruza šećerca otopljenog iz zamrzivača,
Kašika otopljenog graška,
3 šeri paradajza,
2 lista salate,
2 lista radića,
Četvrt rendanog krastavca,
Pola rendane šargarepe,
Rendana mala cvekla,
1 luk seckani,
Pola grane Kineskog celera, sitno seckano.

I fenomenalni dressing: u blender umutiti po kašičicu ulja od maka, susama, kikirikija, bundeve i hladno ceđenog ulja od suncokreta, sa 3 kašike ulja od masline, plus sok od celog limuna, 2 kašičice senfa, pola čaše vode, dosta bibera, 1 češanj belog luka, kašika meda, šaka ubranog bosiljka, nane, lavande, ruzmarina.

Sve to dobro blendirati i preliti po želji preko salate. Salatu odozgo posuti po želji suvim voćem (brusnice, grožđice, seckane suve šljive), i semenkama po želji, ja danas ubacih 2 kašike sirovog kikirikija, oduševih se.

Salata zvana: NEMA NIŠTA U KUĆI
A NAPOLJU JE 38 STEPENI

Ova salata se pravi od onog što je ostalo u fržzideru pre sledeće nabavke:

Poslednja šargarepa,
Poslednja tikvica,
Poslednji listovi radića.
I sve što je ostalo od zelene salate,
Grana Kineskog celera,
Manja cvekla,
Nastrugana dinja,
Grašak,
Zamrznuti kukuruz šećerac,
Šaka sirovog kikirikija,
Šaka suvih brusnica,
7 šeri paradajza.

Dressing, kao u predhodnom receptu:
sveže začinsko bilje, mešavina ulja, sok od limuna, malo meda i malo senfa sa pola čaša vode.

Sve sastojke iseckati, izrendati, kako ko voli, preliti sa dresingom i spremno je za jelo. Kako god 21 sastojak, osvežavajući!

GASPACHO

Potrebni sastojci:
1 lep neoljušten, iseckan krastavac,
2 crvene paprike babure, očišćene od semenki,
4 duguljasta paradajza,
1 glavica crvenog luka,
3 čenja belog luka izgnječenog,
3 šolje soka od paradajza (sveže isceđenog),
1/4 šolje sirćeta od divlje jabuke,
1/4 šolje hladno ceđenog maslinovog ulja,
Malo kalijumove i morske soli,
Jedna kašičica mlevenog bibera.

Sve sastojke staviti u blender ili secka i raditi dok se sve ne stopi. Staviti gaspačo u frižider, što duže stoji, bolji je ukus!

SLATKA PRESNA GIBANICA

Za one koji vole da se bakću u kuhinji – ali i za goste! Gibanica se sastoji iz nekoliko slojeva:

DONJA KORA:

50 gr badema,
50 gr oraha,
100 gr urmi.
Bademe i orahe smeljemo u multipraktiku, dodamo urme da se formira testo. Ako treba, dodati kašičicu vode. Masu stavimo sa strane.

SLOJ OD MAKA:

150 gr maka,
50 gr namočenih urmi,
3 kašike limunovog soka.
Mak sameljemo u multipraktiku, dodamo namočene urme i limunov sok, da dobijemo gustu smasu. Postavimo na stranu.

SLOJ OD ORAHA:

200 gr oraha,
100 gr namočenih urmi.
Orahe sameljemo u multipraktiku ili blenderu, dodamo namočene urme, ako treba dodati malo vode dok se ne dobije fina masa. Staviti je na stranu.

SLOJ OD INDIJSKIH ORAHA:

200 gr indijskih oraha,
5 kašičica limunovog soka,
Malo soli.

Orahe prvo potopimo u vodu par sati, ocedimo ih i radimo u blenderu sa limunovim sokom i solju. Postavimo na stranu.

SLOJ OD JABUKA:

4 veće jabuke,
1 kašičica limunovog soka.
Rendane jabuke pomešamo sa limunovim sokom.stavimo na
stranu.

FINALE:

Gibanicu lako pravimo rukama, sloj po sloj ređamo u pleh. Na
kraju ga pokrijemo sa plastičnom folijom.
Prvo razvijemo donju koru debljine 1 cm, onda ređamo slojeve,
stavljamo po polovinu od svakog nadeva. Mak, orah, indijski orah,
rendane jabuke. Pa ponovo drugu polovinu nadeva. Završimo sa
jabukama.

Gibanica je najbolja kad se stavi u frižider i ostavi par sati, da se
ukusi sjedine! Izvadimo je iz frižidera i sečemo na male kriške.
Prijatno!

***

E, sad zaista više nema ničeg u frižideru. Pogledam od jutros, ostala 1 jabuka, 1 pomorandža, 2 šargarepe, poslednja grana celera, a onda se set im, imam sigurno u zamrzivaču neki vitalis mix, toga uvek imam u šteku, o da, i nabasam na one prošlogodišnje zamrznute smokve, kako da nazovemo ovaj voćni doručak nego:

VOĆNA EUREKA

U blender staviti sledeće sastojke:
Pola kutije vitalis mix-a (iz zamrzivača),
6 smrznutih smokava (potopljenih minut u toploj vodi),
Pola kutije svežih malina,
Šaka badema,
2 kašike pšeničnih klica,
Grančica sveže nane sa listićima,
Kašika ANTIHOLESTEROL cimet semenki,
2 kašike meda,
3 kajsije,
1 breskva.

U sokovnik ide:
1 grana celera,
2 šargarepe,
1 jabuka,
1 pomorandža,
1 manja cvekla.

Sok sipati u blender, dodati 2 čaše vode, sve to blendati minut. Jako, gusto, morala sam da razblažim, i dobila sam skoro 2 litre fabuloznog soka, a nije bilo ničega u kući!

OŠTRA SALATA OD SPANAĆA

2 šake očišćenih i seckanih listova spanaća,
Šaka rukole,
1 šargarepa,
1 manja cvekla,
Pola krastavca,
1 duga zelena paprika,
6 šeri paradajza,
Manja glavica crnog luka,
Pola šolje kukuruza šarenca (otopljenog)
Pola šolje graška (otopljenog),
2 kašike grožđica,
3 kašike golice (zelene semenke bundeve).

Pomešati kukuruz, grašak, seckani spanać, seckanu papriku, rukolu, na kriške sečen paradajz i narendanu šargarepu, cveklu, krastavac i na kolutove seckan luk, dodati semenke i grožđice sve to preliti dresingom od:

Šaka začinskog bilja (bosiljak, origano, ruzmarin),
Po kašiku ceđenog ulja od: susama, kikirikija, bundeve,
3 kašike hladno ceđenog ulja od masline,
Kašika meda,
Limun očišćen od kore,
Čaša vode.

Sve sastojke staviti u blender i blendati pola minuta. Sok preliti preko salate.

SPANAĆ SALATA SA VARIJACIJAMA

2 šake očišćenih i seckanih listova spanaća,
Šaka rukole,
1 argarepa,
Pola krastavca,
1 duga zelena paprika,
6 šeri paradajza,
Manja glavica crnog luka,
Pola šolje kukuruza šećerca (otopljenog),
Pola šolje graška (otopljenog),
Seckane suve šljive,
5 kuglica ananas dinje,
Pola tikvice,
1 jabuka.

Sve sastojke iseckati, narendati, izmešati, a zatim preliti dresingom od:

5 vrsta hladno ceđenih ulja (najviše maslinovog, ono daje dominantan okus),
1 limun, oljušten,
Šaka sveže ubranog začinskog bilja, (bosiljak i menta),
2 čenja belog luka,
1 kašika samlevenog semena od susama i lana,
3 kašike probiotik jogurta.

Sve sastojke blendati pola minuta. Tim sastojkom preliti salatu. Ukrasiti kuglicama dinja i seckanim suvim šljivama.

GUSTI VOĆNI OBROK

U blender ubaciti sledeće namirnice:
1 pomorandža,
1 banana,
1 manja cvekla iseckana,
1 šargarepa iseckana,
2 zrele nektarine,
3 kajsije,
Četvrtina ananas dinje,
Komad lubenice,
Malo svežih malina,
Malo svežih kupina (leti, zimi može i zamrznuto, naravno)
2 kašike suvih pšeničnih klica,
2 kašike meda sa cimetom,
1 kašika ANTIHOLESTEROL semenki sa cimetom,
Malo vode po želji.
Uključite blender i voila!

Koštice od kajsije nipošto ne bacati, skupljajte ih pa se zimi zabavljajte čisteći ih i grickajući dragocena jezgra.

SIROVA ČORBA OD LIMETE I AVOKADA

2 avokada,
Pola krastavca,
1 grana Kineskog celera,
Sok od jedne limete,
Šaka svežeg korijandera,
2 kašičice kima,
1 kašičica mlevenog korijandera,
1/2 kašičice soli (malo natrijum, malo kalijum),
1 šolja vode (ako hoćete toplu čorbu, onda tople vode),
Malo vegan pavlake i seckano perje luka za dekoraciju.

Pomešati sve sastojke, osim pavlake i perja luka i ubaciti u blender dok ne postane homogena masa, poslužiti u činiji sa pavlakom i perjem od luka.

VEGAN PAVLAKA

1 i po šolja indijskih oraha,
2 kašike soka od limuna,
1 kašika i 1 kašičica sirćeta od divlje jabuke,
1 šolja vode,
Pola kašičice soli.

Sve sastojke blendirati, dodavati po malo vode ako imate problem sa indijskim orasima. Staviti u frižider i masa će se zgusnuti taman kako treba. Dobro je i za umakanje kukuruznog čipsa.

SALATA OD AVOKADA I KELJA

Za ovu salatu je potrebno:

Pola glavice kelja,
1 avokado,
1 šaka seckanih rotkvica,
1 šaka seckanog krastavca,
1 šaka badema, prethodno potopljenih u vodu, zatim osušenih,
1/2 limuna,
Malo morske soli i pola glavice kelja.

Izgnječiti rukom seckane listove kelja sa avokadom, i nemojte da žurite, polako ih masirajte, oko minut, zatim dodati krastavac, rotkvice, bademe, dodati limunov sok, začine, maslinovo ulje, promešati i uživati!

ZELENO OTKRIĆE

Danas sam rešila da eksperimentišem sa zelenim povrćem i evo neverovatno okrepljujućeg smuti pa popij napitka.

2 šake svežih očišćenih listova spanaća,
5 nektarina,
1 banana,
Šaka sirovih lešnika,
1 pomorandža,
2 čaše soka od jabuka (a može i 2 čaše vode),
7 urmi bez koštica.

Sve sastojke staviti u moćni blender (preporučujem VITAMIX), pustiti ga da muti ovaj smuti. Dobila sam litru, pa sam odmah popila pola litre.

KONAČNO SOK KOJI VOLI MOJA MILENA!

2 velika lista kelja,
1 banana,
3 nektarine,
1 oguljena limeta,
1 jabuka,
Kašika mlevenih semenki sa cimetom ANTIHOLESTEROL,
2 čaše vode.

Zzzzzzzk u blenderu (deci koja ne vole zeleno reći, da je sok zelen od kivija, dok se ne naviknu, a onda naravno prestati sa malim korisnim lažima).

ODLIČAN KAŠASTI SOK SA LUBENICOM

3 šolje lubenice,
1 banana,
5 listova velikih puter zelene salate,
Sok od pola limuna,
Sveža nana, nekoliko listića.

Sledeći recept sam našla u knjizi „Revolucija zelenih kašastih sokova", pošto imam neprskane ruže u bašti i mnogo deteline sa tri lista umesto trave, hrabro sam se upustila u ovaj eksperiment, wow, od sada jedem cveće!

LJUBAVNI NAPITAK

4 šolje zelene salate,
4 šolje lubenice,
4 zrele nektarine,
10 latica organski uzgajane ruže,
4 deteline sa tri lista,
Sok od limuna.

SOK ZA BOLJI VID
(POMAŽE KOD KATRAKTE I GLAUKOMA)

1 šargarepa,
1 grana celera,
4 lista zelene salate ili endevije,
Veza peršuna,
2 šake borovnnica,
2 jabuke,
1 limun.

Sve sastojke ubaciti u moćni blender sa čašom vode i miksati. Dodati još vode po zelji.

VARIJACIJA NA TEMU

1 šargarepa,
1 grana celera,
4 lista zelene salate,
Pola veze peršuna,
2 šake mešanih bobica (ribizla, crna i crvena),
1 pomorandža,
1 limeta,
1 kruška,
2 čaše vode,
Pola čaše bademovog mleka (nisam potapala badem u vodu),
Parčence oljuštenog đumbira.

Sve sastojke staviti u blender i mešati dok ne postane ravnomerni gusti sok, sad je po mom ukusu, ovo pijem za vid, litru dnevno.

NEDELJNI GALA RUČAK
ZELENO VOLIM TE ZELENO

Sos od kelja i avokada

U blender staviti:

3 mala iseckana lista kelja,
Pola avokada,
Sok od jednog velikog limuna,
Čenja belog luka,
4 kašike maslinovog ulja,
Ako je potrebno dodati malo vode.

Blndirati dobro, zatim preliti otopljen kukuruz i grašak (po 2 kašike svakog po osobi), dodati:

Rendanu šargarepu,
Pola krastavca,
Manju cveklu,
Seckanu papriku,
2 veze mladog luka sa perjem,
Šaku rukole,
Nekooliko listova zelene salate,
Začine: bosiljak, lavandu, nanu.

A mesožderima „utrpati" račiće samo blago prokuvane, sve to promešati i posuti bogato semenkama golice, ja volim i sa grožđicama.

NAJBOLJI PROČIŠĆIVAČ JETRE NA SVETU

4 šolje svežih listova i pupoljaka maslačka,
Trećina glavice salate endevije,
2 šolje soka od jabuka,
1 banana,
2 kruške,
1 cm đumbira,
1 šolja ribizli.

ZELENI KAŠASTI SOK

1 svežanja kelja,
1 svežanj blitve,
3 crvene babure,
3 šolje vode.

MEDITERANSKA SUPA

3 šolje spanaća,
3 peteljke celera,
1 grančica origana,
1 grančica timijana,
1 crvena babura,
1 veliki avokado,
1 krastavac,
1 ljuta papričica,
1 limeta isceđena,
2 šolje vode.

SUPA OD KRASTAVCA IZVRSNA

3 krastavca,
Pola svežnja kapra,
1 veliki avokado,
5 listova kelja,
2 grane celera,
1 limeta isceđena,
3 čenja belog luka.

PIKANTNA SUPA OD BOSILJKA

1 svežanj svežeg bosiljka,
2 velika zrela paradajza,
1 paprika babura,
2 čenja belog luka,
1 šolja vode.

Izmiksajte i stavite u činiju. Odozgo staviti:

Seckani zeleni kupus, nasečen mlad luk i pola avokada isečenog na kocke, prijatno.

NEOBIČNA SUPA

Pola krastavca,
Pola glavice kelja,
3 grane domaćeg celera,
1 čenj belog luka,
1 paprika babura,
1 limun,
3 kašike maslinovog ulja,
Šaka začinskog bilja,
Peršun,
1 kruška,
3 cveta brokolija sa stabljikom i lišćem,
Otopljen kukuruz šarenac,
Semenke suncokreta.

Sve osim kukuruza i suncokreta staviti u blender sa čašom tople vode i blendirati, po potrebi dodati još vode. Kad je supa gotova, posuti kukuruzom i semenkama suncokreta.

AJMO U BAŠTU SALATA

Za vas koji u prirodi volite da sakupljate maslačak, koprivu, neprskane ruže.

Smrznuti pa odmrznuti kukuruz ili direktno krunjen mlad kukuruz sa klipa koji je preko noći bio potopljen u vodi, zatim dodati:

3 deteline sa tri lista,
Pola šake rukole,
Pola šake mladog lista maslačka,
Malo maslačkovih pupoljaka,
Latice jedne male crvene ruže,
Bosiljak seckani,
Malo grožđica,
Narendano pola krastavca,
Sok od pola limuna,
Maslinovo ulje.

Sve sastojke pomešati i jesti.

ZVORNIČKI KOKTEL

Ovo smo spremili pre puta i držao je ceo bend od 4 popodne do 2 ujutru.

2 velika lista blitve,
1 grana celera,
2 manja lista kelja,
Veza peršuna,
1 šargarepa,
2 banane,
Pola kutije zamrznutih brusnica i borovnica,
1 kruška,
3 breskve,
4 kajsije,
1 oljušteni limun,
1 pomorandža,
3 čaše vode,
Malo listova maslačka,
Latice od 1 crvene ruže.

Pevali smo nikad bolje!

SELJAČKI DRESING ZA SALATU

2 manja paradajza,
3/4 šolje vode,
1/2 šolje vode,
Pola kašičice bosiljka,
1/8 šolje seckanog luka,
1/4 šolje livadskog meda.

Sve sastojke staviti u blender, oko jedan minut dok se sve ne ujednači u finu smesu. Dresing je slatkast, sa jasnim ukusom luka. Količina luka može se smanjiti, zavisno od ukusa.

JOŠ JEDAN SELJAČKI DRESING

1 šolja natopljenih sirovih industrijskih oraha,
3/4 šolje vode,
Sok od 1 limuna,
Pola kašičice praha belog luka,
Pola kašičice praha luka,
1/4 kašičice soli,
1 kašika sveže samlevenog bosiljka,
1 kašika sveže mirođije,
1 kašika maslinovog ulja.

Sve osim bosiljka i mirođije ubacite u blender. Bosiljak i mirođiju dodati posle.

KOKTEL „VEĆ JE POLA AVGUSTA"

Četvrtina lubenice,
Četvrtina dinje ananas,
1 bananu,
1 glavicu zelene salate,
Latice jedne ruže,
Nekoliko kupina,
1 grizd grožđa,
1 limun oljušten,
Šaku badema,
1 šargarepu.

I sve blendirati do divnog, gustog soka, od ovih sastojaka dobije se oko dve litre soka, popiti u toku dana.

IZLETNIČKI ZELENI SOK

2 lista kelja,
Pola veze peršuna,
2 grane s listom domaćeg celera,
2 breskve,
1 bananu,
4 zrele kajsije,
Grozd grožđa,
Četvrtina manje lubenice,
Veliku čašu soka od pomorandže,
Centimetar đumbira.

U blenderu „smućkati čudo od slasti"!

PIKANTNI DRESING

2 paradajza,
Pola glavice luka,
1 čenja belog luka,
6 suvih šljiva bez koštice,
Kašika suvih grožđica,
1 oljušten limun,
2 kašike sirovog kikirikija,
Sveži bosiljak,
4 kašike maslinovog ulja,
2 kašike hladno ceđenog ulja od masline,
Malo vode.

Sve staviti u blender i belndati dok se ne izjednači u finu masu nalik majonezu. Ovom smesom preliti salatu.

FANTASTIČAN SOK ZA GOSTE

Za dve litre soka potrebni su sledeći sastojci:

7 kašika lubenice (za 7 osoba),
1 imeta, dobro oprana neoljuštena,
Manji grozd grožđa,
2 nektarine,
1 pomorandža,
1 banana,
Pola kutijice malina,
2 cm svežeg đumbira neoljuštenog,
Šaka i po svežeg spanaća,
Veliki list kelja,
Šaka bosiljka i sveže nane,
2 čaše vode.

Sve sastojke staviti u blender i blendati dok ne postane čist, gust sok, bez grudvica. Ukus fenomenalnosti se ne da opisati rečima!

HUMUS

Šolja smrznutog graška,
2 čenja belog luka,
50 gr sirovog susama,
Sok od 1 limuna,
2 kašike maslinovog ulja,
Kašičica kima,
Kašika iseckanog peršuna.

Sve sastojke staviti u blender, dodati kašiku vode, ako treba, blendati dok ne postane gusta, čvrsta smesa, nalik siru bledo zelene boje. Predivan namaz na hleb, ali i kao dresing za salate.

SMUTI VIŠE OD ŽIVOTA

Glavica zelene salate,
Banana,
Četvrtina lubenice,
5 kajsija,
Grozd grožđa,
Parče đumbira,
Pola zrelog manga,
Pola limuna sa korom,
1 šargarepa,
Semenke ANTIHOLESTEROL sa cimetom.

SEPTEMBARSKI SOK

Sok od jednog limuna,
Četvrtina lubenice,
3 kocke sirove bundeve,
1 grozd grožđa,
2 nektarine,
1 pomorandža,
2 šolje svežeg spanaća,
1 banana.

VARIJACIJA NA TEMU

Sok od 1 limuna,
Četvrtina lubenice,
2 kocke sirove bundeve,
Pola većeg cveta brokolija,
Smrznute jagode,
Smrznuto bobičasto šumsko voće,
1 pomorandža,
2 nektarine.

MAJSTORSKI SOK

Došli majstori da ruše zidove, poslušno popili ovaj sok, u sebi čudeći se, a onda oko 5 popodne shvatili da nisu ništa drugo ni jeli ni pili i da im nije ni trebalo, jer su bili puni energije! Sutradan su tražili duplu dozu!

2 kruške,
1 jabuka,
1 grozd crnog grožđa,
Četvrtina dinje,
2 nektarine,
1 banana,
2 šake spanaća,
2 šake badema,
1 limun,
1 pomorandža,
2 čaše vode.

Ukus je blagog voćnog jogurta, bledo zelene boje!

MIHOLJSKI DORUČAK

Četvrtina male lubenice,
1 banana,
1 breskva,
Četvrtina kutije zamrznutih malina,
Na prst svežeg đumbira,
7 zrna crnog grožđa,
List kelja,
Malo peršuna,
Pola grane celera,
Pola oljuštenog limuna.

Mmmmmm, probajte!

NEŠTO JESENJE
Slavska večera za Miholjdan

Pre dve godine sam počela sa „zdravim Slavama", u žeji da mojim gostima pružim zadovoljstvo zdravlja bilo je prilično revolucionarno, bez mesa, bez pečenja, bez malih slavskih kolača, sledeće godine sam napravila salad bar, da svako sebi kreira salatu ili vegansko jelo, ove godine sam otišla korak dalje, zahvaljujući iskustvu koje sam dobila od divne osobe koja u Čortanovcima pravi leti radionice presne hrane gospođe Olivere Rosić, ovo su neki od njenih recepata koje sam iskoristila za Slavu.

Krekeri

Gospođa Olivera ove krekere pravi od samlevenih semenki lana, suncokreta (naravno presnih), uz dodatak pulpe od ceđenja soka: samleveni crni luk, morska so, malo maslinovog ulja, origana, bosiljka, majčine dušice.

Masa za krekere se umeša, i odmah proba, ako je ukus zadovoljavajući, onda se smesa razvlači na papir za pečenje koji se zatim stavi na dehidrator ili u rernu, na 40 stepeni, sa otvorenim vratima, ili direktno na sunce, suši se najmanje 12 sati, probajte, da li želite hrskavije ili mekše, onda se na krekere stavljaju namazi.

OLIVERIN PESTO OD SPANAĆA

Za pesto od spanaća je potrebno:

1 šolja orašastih plodova, mix badema, oraha, lešnika,
prethodne noći namočenih u vodu,
2 šolje spanaća,
Svež bosiljak,
Kašičica biljne ili morske soli,
2 supene kašike maslinovog ulja,
Nekoliko čenova belog luka
Sok od 1 limuna

Sve sastojke staviti u blender I blendirati dok ne postane fina,
glatka masa

BILJNI MAJONEZ

1 šolja badema koji je preko noći namočen u vodu
1 šolja vode
Sok od 1 limuna
Velika kašika meda
Pola kašičice senfa
Kašičica soli

Sve sastojke staviti u blender i po malo dodajemo maslinovo ulje. Majonez držati u frižideru.

KISELO MLEKO

Semenke suncokreta se namoče preko noći u vodi.
Sipamo ih u blender, dodamo čašu vode, sok od 1 limuna, malo belog luka u prahu, 1 osmina crnog luka za oštrinu ukusa, kako kaže Olivera, kašičica soli, 2 kašike hladno ceđenog ulja. Blender radi dok sve ne postane kremasto. A onda kreće urnebes!

TZATZIKI SALATA

Se pravi tako što se dok još radi blender sa kiselim mlekom, u blender ubaci krastavac, pa mirođija, i beli luk po ukusu! Neverovatna je sličnost sa originalom.

Ove godine sam imala i sitne Oliverine kolače, evo recepta:

ČOKOLADA OD ROGAČA

Pola šolje mlevenog rogača,
2 trećine šolje sirove golice,
2 kašike samlevenog susama,
Kašika meda po ukusu,
2 kašike suvog grožđa,
Nekoliko urmi,
Uz to , još malo sirovih oraha, badema ili lešnika.

Sve sastojke staviti u blender, blendati dok ne postane homogena masa. Onda pravimo kuglice, u čiju sredinu stavimo badem ili lešnik. Kuglice uvaljamo u susam.

SUPER RECEPTI SA SUPER HRANOM

GODŽI VODA

Nakvasite suve godži bobice nekoliko sati pre no što krenete da pravite ovaj osvežavajući sok.

1 velika šaka suvih godži bobica
3 šolje vode
2 šolje drugih bobica, borovnice, maline, kupine, ribizle, jagode, višnje
1 kašika meda
Pola štapića vanile

Sve stavite u blender i napravite ovaj moćni sok....a posle neka vam mašta radi!

GODŽI LIMUNADA

1 šolja predhodno nakvašenih godži bobica
Sok od jednog limuna
Prstohvat himalajske soli
Kašičica meda

Možete da procedite vodu iz godži bobica, bobice jedete zasebno, a limunadu napravite od godži vode, limuna i malo meda.....

GODŽI DŽEM

Četvrt šolje godži bobica, predhodno nakvašenih
Pola kašičice nastrugane kore organske pomorandže
Pola kašičice narendanog svežeg đumbira
Kašika meda ili agave nektar

Sve sastojke blendirati dok se ne napravi džem.

A ako hocete sok, samo dodajte šolju kokosove vode, ili čiste izvorske vode ili sveže ceđeni sok od jabuke

KAKAO ČUDO

Nemojte da vas prevari jednostavnost ovog recepta – to što popijete, držaće vas bukvalno ceo dan na nogama!

2 pomorandže
14 suvih kajsija, nakvašenih predhodno u vodi
Pola šolje badema
2 kašike organskog sirovog kakao praha
1 grumen kakao putera

Sve sastojke stavite u blender i to je sve! Možete da ukrasite sa narendanom pomorandžinom korom, naravno, ako je kora od organski uzgojene pomorandže...

ČOKOLADNA EKSPLOZIJA

1 šolja bademovog mleka
4 kašike kakao praha (sirovog, organskog)
1 kašika peruanske make
4 kašike agave nektara (ili meda)
Četvrt kašike žen šena
1 kašika hladno ceđenog konopljinog ulja
1 kašika hladno ceđenog lanenog ulja

Sve sastojke staviti u blender i piće popiti pre no što vam ja dođem i popijem sve!

KOKTEL „RAJSKA KAPIJA"

2 šolje izvorske žive vode
Aloja gel sa jednog lista aloje
2 kašike meda
2 kašike polena
1 kašika kokosovog ulja
2 kašike peruanske make
2 kašike semena konoplje
1 kašika konopljinog ulja
3 brazilska oraha
3 kašike kakao praha
2 kašike zelenih klica (ječmena trava, alge, zeleno lisnato povrće)
1kašika alge spiruline
Pola kašičice cimeta u prahu
Malo ljute paprike ili bibera
Prstohvat himalajske soli

Sve staviti u blender dok ne doživite pravu ekstazu!

EKSTREMNI RATNIČKI MAKA SMUTI

4 šolje konopljinog mleka
Kašika ječmenih pahuljica
Kašika pirinčanog mleka u prahu
1 šaka godži bobica
1 kašika kokosovog ulja
1 kašika Make u prahu
1 kašika pčelinjeg polena
2 kašike meda

Blendirati sve u moćnom blenderu. Ako još dodate malo cimeta,
vanile ili kakao praha.....za posledice ne garantujem!

BOMBICE OD ČOKOLADE I SPIRULINE

Četvrt šolje konopljinog semena
Pola šolje kakao praha
2 kašike spiruline u prahu
2 kašike kokosovog ulja
3 kašike organskog meda
Prstohvat himalajske soli
kašika samlevene vanile

Sa ljubavlju pomešati sve sastojke, oblikovati kuglice, staviti u frižider da se stegnu pola sata i uživancija!

MORSKI SUPER SMUTI

Pola šolje jagoda
Pola šolje borovnice
2 kašike spiruline
kašika hlorele u prahu
1 kašika (ako nađete) fitoplanktona u prahu
2 kašike sirovog kakao praha
2 kašike meda

Sve sastojke blendirati i ohladiti dobro u frižideru.

LIMUNADA OD ALOJE

Kada oljuštite list aloje, ogulite pažljivo, sastružite, sluzavi deo ispod kore. To je dragoceni alojin gel koji ćete koristiti u receptima.

Alojin gel od polovine lista
1 litar sveže vode
1 limun, oljušten
1 limeta, oljuštena
Prstohvat himalajske soli
5, 6 godži bobica
2 kašike meda ili agavinog sirupa

Sve sastojke izblendirati u blenderu. Procediti i dodati led za bistro piće. A ko voli gušće, neka popije sve!

ŽESTOKO PIĆE OD JAGODE; POMORANDŽE I ALOJE

Alojin gel od jednog lista
Sveže ceđeni sok od pomorandže
Šolja svežih ili smrznutih jagoda
Pola šolje godži bobica

Dodati još vode po želji. Blendirati, procediti ili ne procediti, zavisno od ukusa i želja i služiti ohlađeno....

ZELENO OSVEŽENJE

Sok od jednog krastavca
Sok od 2 jabuke
Sok od 1 limuna
Prstohvat himalajske soli
Alojin gel

Sve sastojke smućkati u blenderu, dodati još malo vode i leda i misliti na svoju novu, divnu kožu, ten, mladost....

KONOPLJIN DRESING ZA SALATE

Trećina šolje konopljinog semena
Četvrt šolje ulja od konoplje
Četvrt šolje maslinovog ulja
3 kašike limunovog soka
Veza peršuna
2 kašike spiruline
2 kašike meda
Kašika kokosovog ulja

Šta reći osim – hoću još!

I JOŠ NEŠTO!
Da li sportisti mogu da budu samo na biljnoj hrani?

Jednom mi je moj sin, plivač i košarkaš, rekao da sportistima treba jaka hrana, da ne mogu da žive samo na biljkama. Onda sam mu ja rekla, da koliko ja znam, za prvu bračnu noć, naš narod oduvek služi med i orahe, a ne praseće pečenje. Zna se gde je energija. Ja znam, da nas je na ovoj planeti samo 0, 5 posto onih koji žive na živoj hrani, da od tog neznatnog broja, opet, samo možda 1 posto odluči da se bavi sportom. Ali pogledajte od tih nevidljivih 1 posto vegana, šta su uspeli u sportu da učine. Zamislite da ih je deset puta više, pedeset puta više. Kad poredite, imajte u vidu ove brojke.

Robert Čiki, predsednik i osnivač sajta www.veganbodybuilder.com. Robert je vrlo poznat vegan atletičar. Počeo je kao kroskantri trkač, a zatim prešao na bodi bilding. Takmiči se od 2005 i bio nekoliko puta šampion. Skoro dvadeset godina je na živoj hrani. Pogledajte sliku i recite mi koliko mislite da ima godina?

Mek Denzing je američki profesionalni borac i instruktor borilačkih veština, nekadašnji šampion lake kategorije, bio je Nacionalni šampion ekstremnog izazova (Extreme Challenge National Champion) i pobednik Ultimat Fajtera šesti Vegan je od 2004., godine i veliki borac za prava životinja.

Robert Hejzli je vrlo poznat kao vremešni a uspešni bodibilder u svetskim krugovima. Počeo je sa bildovanjem svojih mišića još 1971., godine a od 2005., ređa titule, četvrti na Britanskom šampionatu, treći kao Mister Engleske, i šesti u svetu u dizanju tegova. Robi je na živoj hrani od 1989., iz zdravstvebnih razloga, posle teniske povrede. Tada mu je trener savetovao da pređe na živu biljnu hranu, što je, kako sam kaže, poboljšalo ukupno zdravlje, oslobodilo ga svih povreda, i omogućilo mu da mnogo intenzivnije vežba, bez umaranja.

Keit Jolms je Američki bokser koji je profesionalnu karijeru započeo 1989. i dogurao do titule Svetskog šampiona u srednje teškoj kategoriji. Do 2005. ovu titulu je više puta odbranio, gubio i ponovo osvajao. Na živoj hrani je od 1989., godine.

Skot Jurek je višestruki pobednik u trkama na sto milja, dva puta pobednik Ultra maratona, koji se trči preko 217 kilometara. Trka počinje u Dolini smrti, ispod nivoa mora, a završava na planini Vitni Portal, na nadmorskoj visini od 2500 metara. Uključuje trčanje po tri planinska venca sa ukupnim usponom od 4000 metara i silaskom od 1500 metara. Pobede su počele od kako je prešao na živu hranu.

Žorž Larak je profesionalni hokejaš, jednoglasno je proglašen Najboljim hokejaškim borcem, 2003., godine. Takođe je bio prvi na listi 2008., godine. Larak je takođe borac za prava životinja i uvek ističe da od kad je na živoj hrani, da se oseća nikad bolje.

Moj omiljeni vegan, legenda sporta, **Karl Luis**. Nepobedivi Karl Luis, koji je još od 1990. vegan. Sećate ga se Momak koji je osvojio 10 Olimpijskih medalja, uključujući 9 zlatnih i 10 osvojenih Svetskih šampionata, Karl Luis je danas glumac, a bio je sprinter, na 100 i 200 metara kao i nenadmašni skakač u dalj. Atletičar godine 1982., 83., 84. Proglašen je za Sportistu veka, od strane Međunarodnog olimpijskog komiteta i proglašen za Olimpijca veka. I sve je mlađi i mlađi, sudeći po slikama.

Majk Maler je vegan, trener snage i instruktor nečeg što se zove Dizanje stočnih zvona! (kettlebel). Trenirao je mnoge svetske borce poput Frenka Šamroka, vodeći je stručnjak iz oblasti snage, kondicionog treninga i razvoja novog sporta, pomenutog „podizanja stočnih zvona". Maler je snimio nekoliko DVD, napisao knjigu, redovno piše za nekoliko sportskih časopisa, a vegan je od 1997., godine.

Patrik Nešek je bacač u Glavnoj bejzbol ligi i igra za klub Minesota Twins. Poznat je po neverovatnim bacanjima iz nemogućih uglova. 2007., je pročitao knjigu Kineska studija, o kojoj je pokušala u emisiji „Žene" da govori savetnica za biljnu ishranu, mlada 26 godišnja Marina Grubić, ali samo što nije bila pojedena od doktorke Jagode Jorga (kakva ironija, da pod biljnim imenom živi Tiranosaurus rex). Patrik je rekao da mu je ta knjiga promenila život i spasila karijeru, jer se zahvaljujući ishrani živom hranom izlečio i oslobodio svih zdravstvenih tegoba.

Fiona Ouks je dobila 17 Britanskih šampionskih titula kao bicikliskinja, predstavljala je Britaniju na Olimpijadi u Barseloni, 1992., godine. 2007., je postala Šampion u maratonu, oborivši 13 godina star rekord za preko 11 minuta. Fiona je učesnik više Međunarodnih maratona, uvek je među prvih deset. Ovo je posebno interesantno, jer Fiona ima veštačko koleno. Ona je na živoj hrani od najranije mladosti, već od 16-ste Godine.

Pet Rivz je još jedna maratonka i fitness trener. Dizala je tegove za Britansku reprezentaciju još od 1994., godine, 15 godina za redom bila Vice šampion. 40 godina jede sirovu hranu, i sa maratona je prešla na bodibilding 1989., godine. I danas, sa lakoćom diže 100 kilograma. Pre 40 godina dijagnostikovan joj je težak oblik raka kostiju. Da nije prešla na vegansku ishranu, odavno je ne bi bilo među živima. Danas je ona pisac nutricionista, maratonac, dizač tegova i neumorni predavač o lekovitosti žive hrane.

Veja Reonboud je Svetski rekorder u skoku u vis. Drži rekorde u svetskom heptatlonu, skokovima u vis i u troskoku. Veja jede organsku vegan hranu a sportom se bavi od 16-ste Godine.

Meri Stabinski za sebe kaže „ja sam vegan triatlon takmičarka", i sada se bavim trčanjem od sprinta do punog gvozdenog maratona. Uz to plivam, vozim bicikl i učestvujem u svim multi sportsakim događajima. Vodim uredno dnevnik treninga i ishrane, kako bi i drugi veganski sportisti znali šta i kako da rade.

Ed Templeton je profesionalni skejtborder sa gomilom osvojenih titula. Na živoj hrani je od 1990., godine, kaže "Kada jednom pročitate šta i kako rade mesna i mlečna industrija, postaje vrlo mučno i teško da ih podržite. Ja ne želim da moj novac ide na klanje životinja i podržavanje tog celog nezdravog sistema".

Ted Trendi je osnivač Zelenog Tima, kluba veganskih atletičara koji se specijalizuju za triatlone, maratone, plivačka i atletičarska događanja. Zeleni tim ima pristalice i članove širom sveta. Ted je vegan od 2006. Pre toga je bio težak 150 kilograma, i tada je odlučio da nešto promeni u svom živoptu. Počeo je sa dijetom, ishranom živom hranom, i treningom. Danas živi u San Dijegu u Kaliforniji, ima restoran žive hrane, lični je (ne)kuvar, trener i instruktor biciklizma. Takmiči se u Gvozdenim maratonima i Ultra maratonima.

Gledajući ovu listu, vidim nešto zajedničko svim ovim sportistima, osim ishrane živom hranom a to su neverovatno duge i plodne karijere. Svima je koža živa, ružičasta, osmeh blag a zdravlje izbija iz očiju. Kao da su svi zaustavili vreme! I jesu, naravno, zahvaljujući živim biljnim ćelijama, koje unose u svoj organizam svakog dana. To me je inspirisalo da krenem sa redovnim treninzima I uskoro I ja učestvujem na nekom maratonu.

KAD SMO KOD TRENINGA

Ima jedna velika mudrost i istina koju želim da vam prenesem: što ste stariji, morate više i češće da vežbate. Dok ste mlađi, a telo vam, čini se, izdržava sve, ne morate da se intenzivno bavite treninzima. Mada, dođe onaj dan, kada kažete sa rezignacijom, eto, izdale me ruke, izdala me kolena, izdale me noge... ko je tu koga izdao, pitam ja vas?

Ja sam neki decenijski vežbač amater, bavila sam se Džejn Fondom još od njenih početaka, osamdesetih godina prošlog veka, ali sada kako istražujem ovo polje na drugi način, otvorena sam za mnogo toga i sve više okrenuta vežbanju kod kuće i u prirodi.

Na jednom od sajtova posvećenih sportistima veganima, naišla sam na neobičan recept za zdravlje, vitalnost i neverovatan trening tela   od jednog svetskog bodi bildera, koji jede živu hranu, ali relativno male količine u odnosu na svoje mišićavo telo, i vrlo malo vežba, što je zapanjujuće s obzirom na oblik, snagu i uspeh njegovih mišića. Dakle, koja je njegova tajna?

Momak ustane ujutru i baci se na   sasvim zaboravljenu, ali neverovatnu spravu zvanu trambulina ili trampolina. Ako se sećate, to je ono što vole cirkuske akrobate i ono što deca obožavaju da rade na starim federastim krevetima – da skaču i odskaču.

Skakutanje ili samo cupkanje na trambolini je zapravo fitnes za sve ćelije tela, i za unutrašnje organe. Protrese vam se i jetra i želudac i creva i slezina. Rezultat tog drmanja je mnogo bolja i efikasnija apsorbcija hranljivih elemenata iz hrane. Dakle nije bitna količina nego iskoristljivost namirnica. Tako desetak, petnaest minuta dnevno, naš bilder skakuće na trambolini, (kad siđete, ja vam kažem, klecaju kolena), zatim krene u prirodu, trčkara po padinama nekih pola sata, vraća se u svoju vegansku kuhinju i sprema neki od zelenih smutija sa obiljem voća i kojim zelenim listom, za energičniji početak dana. Kada to obavi i popije, kreće u meditaciju, vizuelizuje svoj trening, opušta mišiće ali im daje i uputstva kako da se dalje, tokom treninga ponašaju.

Sledeća etapa je istezanje. Kada istežete jedan mišić, istovremeno zatežete drugi. Jedan se napreže, drugi odmara. Takvim istezanjem i zatezanjem možete da proradite sve svoje mišiće vrlo efikasno, da ih učinite dužim, elastičnijim, lepšim.... konačno, naš bilder, nahranjen, napojen (on pije mnogo, mnogo čiste izvorske vode) kreće u teretanu, gde radi pola sata do najviše jedan sat i tako održava telo u fenomenalnoj kondiciji i ravnoteži.

Malo sam pretrčala preko vode. Voda je ovom momku ključna za optimalan rad mišića. On ima neki aparat za jonifikaciju vode i zapravo oživljava vodu, na način o kome pričaju ajurvede. Voda je živ organizam, izvor života svima nama, i takođe je mrtva kada je u slavini, vodovodu. Da biste je oživeli ima puno načina. Recimo, da presipate nekoliko puta vodu iz jedne čaše u drugu, tako ćete je obogatiti kiseonikom i oživeti. Ili da je u staklenoj providnoj posudi, bokalu, izložite dejstvu sunca, osunčate je nekoliko sati i tako oživite. Treći način je da nabavite bocu od programiranog teškog stakla, koja se zove FLAŠKA i u njoj držite vodu za piće.... bilo koji način da upotrebite, poenta je u oživljavanju i brizi za vodu koja vas onda daruje energijom i životom....

BIOGRAFIJA

Maja Volk je rođena u Beogradu, gde je diplomirala na odseku za dramaturgiju Fakulteta Dramskih umetnosti. Magistarske studije započela je na Novoj Sorboni u Parizu, kao stipendista Francuske vlade, magistrirala u Beogradu, na FDU, tezom "Drame Žan Pol Sartra i njihovo izvođenje na Jugoslovenskoj sceni", zatim posle stipendije Švedske vlade i studijskog boravka u Stokholmu, doktorirala u Beogradu, na FDU, sa tezom "Poetika Augusta Strindberga". Radila je u Centar Filmu kao filmski dramaturg, zatim posle dvogodišnjeg boravka u Australiji, jedno vreme bila slobodni umetnik, da bi od 1991., godine počela da radi na Fakultetu dramskih umetnosti.

Sada predaje filmsku dramaturgiju u zvanju redovnog profesora, a istoriju Svetske drame, kao i filmsku dramaturgiju, u zvanju redovnog profesora na Akademiji umetnosti u Banja Luci, gde je 2007.,godine diplomirala njena prva klasa studenata dramaturgije. Bila je dramaturg Srpskog Narodnog pozorišta u Novom Sadu, vodi, piše i uređuje emisiju TRI GODIŠNJA DOBA, na drugom programu RTS-a, priređuje svoje solističke koncerte latino muzike i portugalskog fada, širom Srbije. U stvaralačkom radu, objavila je devet knjiga: Romane: MRTVE LUTALICE, NESAHRANJENE MARIJE i PREDATOR. Poeziju: VODA I ONA. Zbirku radio drama: PUSTINJAK. Knjige za decu: CICIMRAK MEĐU GUSARIMA i ČUDESNA FRULA VULETA MOCIJA. Nučne radove: POETIKA AUGUSTA STRINDBERGA i DRAMATURGIJA MODERNOG AMERIČKOG FILMA.

Član je Srpskog ogranka međunarodnog udruženja filmskih kritičara FIPRESCI, i u tom svojstvu bila u žirijima međunarodnih filmskih festivala u Valjadolidu, Geteborgu, Sankt Petersburgu, Vijaređu, Taormini, Turnhoutu i Tromsu. Na radiju je izvođen niz njenih nagrađenih radio drama, koje je u knjizi PUSTINJAK objavio Pozorišni muzej Srbije, vodila je pet godina emisiju "Klasiku molim" na drugom programu radio Beograda.

Na televiziji izvedene su njene drame *Stranstvovanje Đure Jakšića, Sandra* i *Bele udovice*, pisala je niz serija za muzički i obrazovni program RTS-a, muzičko dramsku seriju *Kamerna scena*, *Rodoslov jednog valcera*, dok je *Život je marš* nagrađen gran prix-em na televizijskom festivalu u Albeni. Bila je saradnik na scenariju filma *Nije nego*, Miće Miloševića, po njenim originalnim scenarijima snimljeni su igrani filmovi *Lager Niš*, režija Miomir Miki Stamenković, i *Čudna Noć*, u režiji Milana Jelića. Majka je troje dece, Teodore, Milene i Mihaila, i sa grupom Borogodo, nastupa po klubovima i teatrima sirom zemlje, pevajući na portuglaskom, španskom, francuskom, engleskom i italijanskom jeziku.

Maja Volk
KOTLIĆI SU U PAKLU
(u raju nema kuvanja)

Izdavač
Nova POETIKA
Milentija Popovića 32A/15, Novi Beograd, BEOGRAD
Telefon:
+381 61 720 62 69

Za izdavača
Milomir Bata Cvetković

Glavni i odgovorni urednik
Lazar Janić

Lektura i korektura
Zvjezdana Podraščić

Dizajn
Milomir Bata Cvetković
Maja Baechi

Tehnički urednik
Milomir Bata Cvetković

Tiraž
2000

Štampa
NAUČNA KMD - Beograd

www.novapoetika.com

CIP - Каталогизација у публикацији
Народна библиотека Србије, Београд

641.564(083.12)
821.163.41-1

ВОЛК, Maja, 1959-
Kotlići su u paklu : (u raju nema
kuvanja) / Maja Volk. - Beograd : Nova
Poetika, 2012 (Zemun : Alpha print). - 132
str; 21 cm

Autorkina slika. - Tiraž 2.000.
- Str. 4: Ko je Maja Volk / Zvjezdana
Podraščić.. - Biografija: str. 130-131.

ISBN 978-86-6317-004-9

a) Вегетаријанство b) Куварски рецепти
COBISS.SR-ID 193668620

Made in the USA
Monee, IL
29 March 2022